Estimulação
da memória

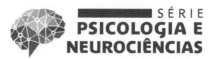

SÉRIE
PSICOLOGIA E NEUROCIÊNCIAS

EDITORES DA SÉRIE
Cristiana Castanho de Almeida Rocca
Telma Pantano
Antonio de Pádua Serafim

Estimulação da memória

AUTORAS
Mariana Medeiros Assed
Martha Kortas Hajjar Veiga de Carvalho

Copyright © Editora Manole Ltda., 2020, por meio de contrato com os editores e as autoras.

A edição desta obra foi financiada com recursos da Editora Manole Ltda., um projeto de iniciativa da Fundação Faculdade de Medicina em conjunto e com a anuência da Faculdade de Medicina da Universidade de São Paulo – FMUSP.

Logotipos *Copyright* © Faculdade de Medicina da Universidade de São Paulo
Copyright © Hospital das Clínicas – FMUSP
Copyright © Instituto de Psiquiatria

Produção editorial: Juliana Waku
Projeto gráfico: Departamento Editorial da Editora Manole
Capa: Ricardo Yoshiaki Nitta Rodrigues
Editoração eletrônica: Deborah Takaishi
Imagens: Freepik, FreeImages, iStockphoto

CIP-Brasil. Catalogação na publicação
Sindicato Nacional dos Editores de Livros, RJ

A863e
    Assed, Mariana Medeiros
        Estimulação da memória / Mariana Medeiros Assed, Martha Kortas Hajjar Veiga de Carvalho. - 1. ed. - Barueri [SP] : Manole, 2020.
        ; 23 cm. (Psicologia e neurociências)

        Inclui bibliografia e índice
        ISBN 9788520461709

        1. Neurociência cognitiva. 2. Neuropsicologia. 3. Memória - Aspectos psicológicos. I. Carvalho, Martha Kortas Hajjar Veiga de. II. Título. III. Série.

20-63148   CDD: 153.12
                          CDU: 159.953

Meri Gleice Rodrigues de Souza - Bibliotecária CRB-7/6439

Todos os direitos reservados.
Nenhuma parte deste livro poderá ser reproduzida, por qualquer processo, sem a permissão expressa dos editores. É proibida a reprodução por fotocópia.
A Editora Manole é filiada à ABDR – Associação Brasileira de Direitos Reprográficos.

1ª edição – 2020; reimpressão – 2023; 2ª reimpressão – 2024

Editora Manole Ltda.
Alameda Rio Negro, 967, conj. 717
Alphaville Industrial – Barueri – SP - Brasil
CEP: 06454-000
Fone: (11) 4196-6000
www.manole.com.br | https://atendimento.manole.com.br/

Impresso no Brasil
Printed in Brazil

EDITORES DA SÉRIE
PSICOLOGIA E NEUROCIÊNCIAS

Cristiana Castanho de Almeida Rocca
Psicóloga Supervisora do Serviço de Psicologia e Neuropsicologia, e em atuação no Hospital Dia Infantil do Instituto de Psiquiatria do Hospital das Clínicas da Faculdade de Medicina da Universidade de São Paulo (IPq-HCFMUSP). Mestre e Doutora em Ciências pela FMUSP. Professora Colaboradora na FMUSP e Professora nos cursos de Neuropsicologia do IPq-HCFMUSP.

Telma Pantano
Fonoaudióloga e Psicopedagoga do Serviço de Psiquiatria Infantil do Hospital das Clínicas da Faculdade de Medicina da Universidade de São Paulo (HCFMUSP). Vice-coordenadora do Hospital Dia Infantil do Instituto de Psiquiatria do HCFMUSP e especialista em Linguagem. Mestre e Doutora em Ciências e Pós-doutora em Psiquiatria pela FMUSP. Master em Neurociências pela Universidade de Barcelona, Espanha. Professora e Coordenadora dos cursos de Neurociências e Neuroeducação pelo Centro de Estudos em Fonoaudiologia Clínica.

Antonio de Pádua Serafim
Professor do Departamento de Psicologia da Aprendizagem, do Desenvolvimento e da Personalidade e Professor do Programa de Neurociências e Comportamento no Instituto de Psicologia da Universidade de São Paulo (IP-USP). Diretor Técnico de Saúde do Serviço de Psicologia e Neuropsicologia e do Núcleo Forense do Instituto de Psiquiatria do Hospital das Clínicas da Faculdade de Medicina da Universidade de São Paulo (IPq-HCFMUSP) entre 2014 e 2022.

AUTORAS

Mariana Medeiros Assed

Psicóloga especialista em Neuropsicologia pelo Instituto de Psiquiatria do Hospital das Clínicas da Faculdade de Medicina da Universidade de São Paulo (IPq-HCFMUSP). Mestre em Ciências pelo Programa de Neurociências e Comportamento do Instituto de Psicologia da Universidade de São Paulo. Psicóloga colaboradora no Serviço de Psicologia e Neuropsicologia do IPq-HCFMUSP. Psicóloga colaboradora e responsável pelo Grupo de Estimulação de Memória no Hospital-Dia Infantil do IPq-HCFMUSP.

Martha Kortas Hajjar Veiga de Carvalho

Psicóloga. Especialista em Neuropsicologia pelo Instituto de Psiquiatria da Faculdade de Medicina da Universidade de São Paulo (IPq-HCFMUSP). Especialista em Rorschach pela Sociedade Rorschach de São Paulo. Terapeuta de Casal e Família pelo Sistemas Humanos. Psicóloga colaboradora no Serviço de Psicologia e Neuropsicologia do IPq-HCFMUSP. Psicóloga colaboradora e responsável pelo Grupo de Estimulação de Memória no Hospital-Dia Infantil do IPq-HCFMUSP.

CONTEÚDO COMPLEMENTAR

Os *slides* coloridos (pranchas) em formato PDF para uso nas sessões de atendimento estão disponíveis em uma plataforma digital exclusiva (manoleeducacao.com.br/conteudo-complementar/saude).

Utilize o *QR code* abaixo, digite o *voucher* MEMORIZACAO (usar letras maiúsculas) e cadastre seu *login* (*e-mail*) e senha para ingressar no ambiente virtual.

O prazo para acesso a esse material limita-se à vigência desta edição.

SUMÁRIO

Apresentação da Série XI

Introdução 1
Atenção e memória 3
Orientações gerais 6
Treinamentos 8
    Ficha de participação 8
    Orientações específicas 11
Treino de memória 1 13
Treino de memória 2 18
Treino de memória 3 24
Treino de memória 4 29
Treino de memória 5 35
Treino de memória 6 41
Treino de memória 7 48
Treino de memória 8 53
Treino de memória 9 58
Treino de memória 10 64
Treino de memória 11 69
Treino de memória 12 75
Referências bibliográficas 80
Índice remissivo 82
Slides 85

Durante o processo de edição desta obra, foram tomados todos os cuidados para assegurar a publicação de informações técnicas, precisas e atualizadas conforme lei, normas e regras de órgãos de classe aplicáveis à matéria, incluindo códigos de ética, bem como sobre práticas geralmente aceitas pela comunidade acadêmica e/ou técnica, segundo a experiência do autor da obra, pesquisa científica e dados existentes até a data da publicação. As linhas de pesquisa ou de argumentação do autor, assim como suas opiniões, não são necessariamente as da Editora, de modo que esta não pode ser responsabilizada por quaisquer erros ou omissões desta obra que sirvam de apoio à prática profissional do leitor.

Do mesmo modo, foram empregados todos os esforços para garantir a proteção dos direitos de autor envolvidos na obra, inclusive quanto às obras de terceiros e imagens e ilustrações aqui reproduzidas. Caso algum autor se sinta prejudicado, favor entrar em contato com a Editora.

Finalmente, cabe orientar o leitor que a citação de passagens da obra com o objetivo de debate ou exemplificação ou ainda a reprodução de pequenos trechos da obra para uso privado, sem intuito comercial e desde que não prejudique a normal exploração da obra, são, por um lado, permitidas pela Lei de Direitos Autorais, art. 46, incisos II e III. Por outro, a mesma Lei de Direitos Autorais, no art. 29, incisos I, VI e VII, proíbe a reprodução parcial ou integral desta obra, sem prévia autorização, para uso coletivo, bem como o compartilhamento indiscriminado de cópias não autorizadas, inclusive em grupos de grande audiência em redes sociais e aplicativos de mensagens instantâneas. Essa prática prejudica a normal exploração da obra pelo seu autor, ameaçando a edição técnica e universitária de livros científicos e didáticos e a produção de novas obras de qualquer autor.

APRESENTAÇÃO DA SÉRIE

O processo do ciclo vital humano se caracteriza por um período significativo de aquisições e desenvolvimento de habilidades e competências, com maior destaque para a fase da infância e adolescência. Na fase adulta, a aquisição de habilidades continua, mas em menor intensidade, figurando mais a manutenção daquilo que foi aprendido. Em um terceiro estágio, vem o cenário do envelhecimento, que é marcado principalmente pelo declínio de várias habilidades. Este breve relato das etapas do ciclo vital, de maneira geral, contempla o que se define como um processo do desenvolvimento humano normal, ou seja, adquirimos capacidades, estas são mantidas por um tempo e declinam em outro.

No entanto, quando nos voltamos ao contexto dos transtornos mentais, é preciso considerar que tanto os sintomas como as dificuldades cognitivas configuram-se por impactos significativos na vida prática da pessoa portadora de um determinado quadro, bem como de sua família. Dados da Organização Mundial da Saúde (OMS) destacam que a maioria dos programas de desenvolvimento e da luta contra a pobreza não atinge as pessoas com transtornos mentais. Por exemplo, 75 a 85% dessa população não têm acesso a qualquer forma de tratamento da saúde mental. Deficiências mentais e psicológicas estão associadas a taxas de desemprego elevadas a patamares de 90%. Além disso, essas pessoas não têm acesso a oportunidades educacionais e profissionais para atender ao seu pleno potencial.

Os transtornos mentais representam uma das principais causas de incapacidade no mundo. Três das dez principais causas de incapacidade em pessoas entre as idades de 15 e 44 anos são decorrentes de transtornos mentais, e as outras causas são muitas vezes associadas com estes transtornos. Estudos tanto prospectivos quanto retrospectivos enfatizam que de maneira geral os transtornos mentais começam na infância e adolescência e se estendem à idade adulta.

Tem-se ainda que os problemas relativos à saúde mental são responsáveis por altas taxas de mortalidade e incapacidade, tendo participação em cerca de 8,8 a 16,6% do total da carga de doença em decorrência das condições de saúde em países de baixa e média renda, respectivamente. Podemos citar como exemplo a ocorrência da depressão, com projeções de ser a segunda maior causa de incidência de doenças em países de renda média e a terceira maior em países de baixa renda até 2030, segundo a OMS.

Entre os problemas prioritários de saúde mental, além da depressão estão a psicose, o suicídio, a epilepsia, a demência, os problemas decorrentes do uso de álcool e drogas e os transtornos mentais na infância e adolescência. Nos casos de crianças com quadros psiquiátricos, estas tendem a enfrentar dificuldades importantes no ambiente familiar e escolar, além de problemas psicossociais, o que por vezes se estende à vida adulta.

Considerando tanto os declínios próprios do desenvolvimento normal quanto os prejuízos decorrentes dos transtornos mentais, torna-se necessária a criação de programas de intervenções que possam minimizar o impacto dessas condições. No escopo das ações, estas devem contemplar programas voltados para os treinos cognitivos, habilidades socioemocionais e comportamentais.

Com base nesta argumentação, o Serviço de Psicologia e Neuropsicologia do Instituto de Psiquiatria do Hospital das Clínicas da Faculdade de Medicina da Universidade de São Paulo, em parceria com a Editora Manole, apresenta a série *Psicologia e Neurociências*, tendo como população-alvo crianças, adolescentes, adultos e idosos.

O objetivo desta série é apresentar um conjunto de ações interventivas voltadas para pessoas portadoras de quadros neuropsiquiátricos com ênfase nas áreas da cognição, socioemocional e comportamental, além de orientar pais e professores.

O desenvolvimento dos manuais da Série foi pautado na prática clínica em instituição de atenção a portadores de transtornos mentais por equipe multidisciplinar. O eixo temporal das sessões foi estruturado para 12 encontros, os quais poderão ser estendidos de acordo com a necessidade e a identificação do profissional que conduzirá o trabalho.

Destaca-se que a efetividade do trabalho de cada manual está diretamente associada à capacidade de manejo e conhecimento teórico do profissional em relação à temática a qual o manual se aplica. O objetivo não representa a ideia de remissão total das dificuldades, mas sim da possibilidade de que o paciente e seu familiar reconheçam as dificuldades peculiares de cada quadro e possam desenvolver estratégias para uma melhor adequação à sua realidade. Além disso, ressaltamos que os diferentes manuais podem ser utilizados em combinação.

INTRODUÇÃO

Atualmente os estudos que envolvem as bases neuropsicológicas e neurofuncionais da memória e da aprendizagem têm sido foco de interesse dos mais diversos campos e áreas do conhecimento. Pedagogos, psicopedagogos, fonoaudiólogos, psicólogos, neuropsicólogos, terapeutas ocupacionais, entre outros, têm considerado as questões do processamento cognitivo e, de forma mais específica, da memória, na intervenção e atuação do indivíduo no ambiente, configurando assim uma face interdisciplinar de avaliação e reabilitação dessas funções.

A memória não é uma função cognitiva relacionada somente ao armazenamento e evocação de informações aprendidas formalmente como em conteúdos escolares e conhecimentos gerais. Trata-se de um processo fundamental para modular comportamentos a partir da formação de repertório de ações variáveis que permitem ao indivíduo adequar-se ao ambiente e à sociedade.

Nesse contexto, trata-se da capacidade cerebral envolvendo a formação e a estabilização de conexões neuronais. Uma falha nesse processo poderá gerar disfunções em diversas áreas e consequentemente alterar o funcionamento global do sujeito, ocasionando dificuldades na aquisição, compreensão e elaboração de estímulos[1].

O córtex cerebral é a camada de substância cinzenta que reveste os hemisférios cerebrais. Ele produz e regula as atividades mentais como sensação, percepção, planejamento de estratégias de comportamento e motricidade, linguagem, raciocínio lógico, atenção, raciocínio abstrato, julgamento crítico, emoções e memória[2].

Entretanto, para se observar o funcionamento da memória é necessário compreender de forma mais aprofundada o processamento cerebral e, essencialmente, a capacidade de memorização. A memória realiza a formação de imagens mentais que permitem ao indivíduo significar e elaborar o ambiente ao seu redor. Estudos como os de Zaragoza et al.[3] demonstram que a capacidade de representação mental está diretamente relacionada à capacidade de comportamento e organização cognitiva, sendo que, para esse processamento ser possível, é fundamental que as memórias estejam funcionando adequadamente.

A representação mental também depende de habilidades diretamente relacionadas à compreensão e à estruturação da linguagem. É a linguagem por meio da sua função simbólica que permite a organização da memória, porém, essa organização só é possível se a memória for capaz de reter e evocar corretamente as relações simbólicas estabelecidas em uma inter-relação mútua. Assim, a memória é responsável pela capacidade de desenvolver e criar imagens e mantê-las em mente (função da memória operacional), significá-las e reorganizá-las por meio de atos e ações motoras[4].

Por muito tempo as questões das memórias foram consideradas como de aquisição natural e espontânea por parte da criança, porém, essa não é a realidade quando se consideram o processo de desenvolvimento e maturação cerebral ou mesmo as cobranças ambientais envolvidas no ambiente educacional e social[5].

Quando se trata de propostas que visem a estimular as funções cognitivas, não se pode esquecer que os sistemas cognitivos são inter-relacionados, ou seja, entram em jogo diversas combinações e organizações de sistemas e subsistemas cognitivos dependendo das tarefas a serem realizadas. Assim, a estimulação realizada em uma sessão envolve sempre a estimulação de diferentes funções cognitivas inter-relacionadas à função-alvo.

ATENÇÃO E MEMÓRIA

De acordo com Cohen, Salloway e Zawaki[6], a atenção resulta da interação complexa de diversas áreas do sistema nervoso, principalmente estruturas do córtex pré-frontal, não sendo, portanto, um processo unitário.

Segundo Sohlber[7], para avaliar a atenção são necessárias algumas considerações e cautelas, como a necessidade de se investigar cansaço, sonolência, uso de substâncias psicoativas como álcool e outras drogas que poderão influenciar a análise dessa complexa função. Outra característica da atenção é a dependência do interesse e da relação com a tarefa em questão.

Já de acordo com Lezak[8], a atenção tem sido concebida como um fenômeno complexo que compartilha limites com habilidades perceptivas, memória, afeto e níveis de consciência.

Para Wilson[9], a memória é definida pela habilidade em adquirir, armazenar e evocar informações. São três etapas fundamentais para o sistema de memória funcionar. A aquisição da informação é a etapa de codificação, a retenção é a etapa de armazenamento e o acesso é a etapa de evocação.

A codificação refere-se ao processamento da informação que será armazenada.

Armazenagem é o processo que envolve o fortalecimento das representações enquanto estão sendo registradas e a sua reconstrução ao longo de sua utilização e da entrada de novas informações.

Já a recuperação envolve dois mecanismos importantes: o resgate e o reconhecimento. O primeiro é uma busca ativa das informações armazenadas, enquanto o reconhecimento envolve a comparação de estímulos anteriormente registrados com novos estímulos para se evitar falsas lembranças.

Para Izquierdo[10], "somos aquilo que recordamos (ou que de um modo ou de outro, resolvemos esquecer)". Para ele, fragmentos de um conteúdo mnêmico amplo são evocados e, a partir deles, todo o resto é gradativamente recuperado. O *"priming"* pode ser traduzido por dicas evocadoras de lembranças mais amplas, pois os conjuntos mnêmicos maiores estariam armazenados de forma parcialmente independentes.

Há evidências de mecanismos bioquímicos envolvidos na memorização rápida de curto prazo, enquanto mecanismos propriamente neurais do tipo brotamento (*sprouting*) e remodelagens cerebrais estariam envolvidos na memorização lenta e de longo prazo[11].

Izquierdo[10] dividiu e conceituou as memórias de acordo com sua função, com o tempo de duração e com relação ao seu conteúdo.

De acordo com sua função, tem-se a memória de trabalho ou memória operacional, conhecida em inglês por *"working memory"*, sendo a combinação das habilidades de atenção (capacidade de prestar atenção e de concentração) e da memória imediata. Ela é breve e fugaz, e as informações são mantidas ativas geralmente por um período curto, desde alguns segundos até poucos minutos, a fim de serem manipuladas, com o objetivo de selecionar um plano de ação e realizar tarefas. Sua função é de administrador, pois analisa e seleciona as informações que chegam, para em seguida compará-las com as informações existentes nas memórias de longo prazo nas regiões corticais e pré-frontais[10].

Em relação ao conteúdo, tem-se, em primeiro, as memórias declarativas, responsáveis por registrar fatos, eventos e conhecimento, que permitem declarar que existem e contar como são adquiridas. Elas dividem-se em episódicas ou autobiográficas (registram fatos e situações, eventos dos quais se participa, ocorrem na face medial dos lobos temporais, particularmente hipocampo e córtices entorrinal e perirrinal). A semântica, que registra o conhecimento, grava e retém conteúdos em função do significado que possuem[12], ocorre em regiões inferiores e laterais dos lobos temporais[10].

Em segundo, tem-se as memórias procedurais ou de procedimentos, que são as memórias relacionadas às capacidades e habilidades motoras e sensoriais. São automáticas, geralmente não conscientes. Essa memorização ocorre de forma lenta, por meio de repetições e múltiplas tentativas, na área motora suplementar, lobo frontal, gânglios da base e cerebelo[10].

As memórias que são adquiridas sem a percepção do processo são chamadas de implícitas. Já as que são adquiridas com intervenção consciente são conhecidas por explícitas[10].

As memórias também são classificadas pelo tempo que duram: memória de curta duração ou de longa duração. As duas requerem as mesmas estruturas nervosas, contudo envolvem mecanismos diferentes[10,13]. A de curta duração é resistente aos agentes que afetam os mecanismos de consolidação da memória de longa duração. Esta, por sua vez, quando permanece por meses ou anos, pode ser chamada de memória remota[10].

Os chamados reflexos condicionados ou memórias associativas e não associativas são adquiridas por meio de associações de um estímulo a outro ou a uma resposta. A repetição de estímulos leva à supressão gradual da reação, ou seja, a habituação. Esta é a maneira mais simples de aprendizado[10]. Na aprendizagem associativa, se um estímulo novo é pareado com outro doloroso ou prazeroso que gera uma resposta (p. ex., fuga, saliva), a resposta ao primeiro se transforma, ficando condicionada. Assim, forma-se a memória por associação. Os estímulos biologicamente significantes que sempre evocam uma resposta são os estímulos incondicionados, pois sua resposta não depende de nenhum outro estímulo[10].

Em suma, as memórias se constituem de misturas, pois, enquanto evocam-se experiências, conhecimento ou procedimentos, a memória de trabalho é ativada para verificar se essa informação consta no arquivo. São fragmentos de memórias que vão se constituindo e construindo mais memórias. O processo de degeneração da memória ocorre de qualquer forma, sendo que a esperança está na prevenção. O treino de memória pode ser um auxílio na prevenção e manutenção das memórias[7].

Pesquisas cujas intervenções focaram as crenças e as estratégias mnemônicas, técnica que utiliza exercícios e ensina artifícios como combinações e arranjos de elementos, indicaram que podem melhorar simultaneamente a memória objetiva e a subjetiva, relacionadas ao desempenho, às crenças e atitudes, respectivamente[14-18].

ORIENTAÇÕES GERAIS

Para realização do treino, solicita-se o preenchimento, tanto no início quanto no final, de uma ficha de identificação do paciente, na qual constam as seguintes informações: nome, idade, diagnóstico, medicação utilizada e data, sendo importante ressaltar que não há restrição em relação à faixa etária, podendo ser aplicado tanto em crianças quanto em adolescentes e adultos.

Como sugestão, as sessões podem ter duração de 1 hora, com frequência semanal. Os grupos de estimulação ocorrem em 12 sessões, e tanto o paciente quanto seu acompanhante participam. Essa decisão foi tomada a partir do referencial de que o adulto cuidador é o agente generalizador de treinos cognitivos e intervenções comportamentais que se fazem com crianças, no entanto, para intervenções em consultório, adaptações podem ser feitas de acordo com a necessidade do profissional e seu cliente/paciente.

As sessões são estruturadas em *slides* que contêm definições teóricas sobre a função cognitiva trabalhada, sua correlação com o comportamento na vida prática e atividades a serem realizadas durante a sessão.

O objetivo de apresentar definições teóricas com vocabulário adaptado é de promover a psicoeducação sobre as funções cognitivas trabalhadas e, assim, favorecer a capacidade de auto-observação e monitoramento do cliente/paciente.

As atividades selecionadas sempre atendem a todas as idades, desde que o profissional avalie que essa programação atende à necessidade de seus clientes/pacientes. O importante é a mediação do terapeuta em como realizá-las, portanto, pacientes ou pais e cuidadores que tenham mais dificuldade recebem mais atenção em termos de mediação. A mediação é uma prática na qual o terapeuta vai "guiando" o participante, por questionamentos e dicas, na realização da atividade, promovendo a capacidade de resolução de problemas. São apresentadas atividades em *slides*, que são realizadas oralmente, e em folhas, individualmente ou em duplas; criança – pais/cuidador.

Ao início de cada sessão, os clientes/pacientes relembram pontos principais abordados na sessão anterior e frequentemente há tarefas para realizarem em casa, que são recolhidas ou discutidas no início da sessão posterior.

Quando o programa for utilizado em grupo, os clientes/pacientes podem iniciar sua participação em qualquer uma das 12 sessões, pois, embora retomadas sequencialmente, não são necessariamente ligadas umas às outras; há um início e fim para cada uma, sendo fundamental, ao final do programa, terem passado por todas as definições e atividades que o compõem.

A avaliação final segue um enfoque mais qualitativo, de autopercepção sobre aquisições obtidas, seja por esclarecimento teórico ou por conseguir fazer uso das estratégias e orientações aprendidas[19].

Este treino de atenção e memória foi baseado no princípio de estimulação e reorganização das funções cognitivas, essencialmente a memória, admitindo e reconhecendo a possibilidade de treino e reabilitação. O treinamento foi estruturado tendo como início um exercício atencional. Considerando a memória uma função estimulada pelo uso, ela fará parte da segunda metade do treinamento, lançando mão da abordagem compensatória, que visa a minimizar problemas do dia a dia, melhorando a qualidade de vida referida pelos participantes.

As sessões não obedecerão uma sequência crescente de dificuldade, possibilitando aos participantes iniciarem seu treinamento em qualquer uma delas sem prejuízo. A programação de cada uma constará com início, meio e finalização da proposta sugerida.

O treino teve como base estímulos visuais (figuras nos *slides*) e auditivos (um vídeo e informações do mediador).

TREINAMENTOS

Ficha de participação*

Para avaliação qualitativa dos treinos, é indicado preencher a ficha apresentada a seguir pelos participantes e seus responsáveis, no início e final dos treinos.

FICHA DE PARTICIPAÇÃO NO TREINO DE MEMÓRIA

Data: ___/___/___

Favor preencher os dados abaixo solicitados:

Nome completo: _____

E-mail: _____

Telefone: _____

Sexo: 1. Masculino 2. Feminino

Data de nascimento: ____/____/____

Endereço: _____

Cidade: _____ Estado: _____

Assinale o estado civil: 1. Solteiro ____ 2. Casado ____ 3. Separado ____ 4. Divorciado ____ 5. Viúvo ____ 6. Outros: ____

Assinale a escolaridade: 1. Analfabeto 2. 1º grau (0 a 4 anos) 3. 2º grau (5 a 8 anos) 4. Superior (9 a 13 anos) 5. Pós-graduação (acima de 12 anos de estudo).

Agora assinale:

1. Que nota você daria para você mesmo se te perguntarmos como avalia seus dias em geral, sua rotina de vida, suas amizades, sua família, em resumo, sua qualidade de vida?

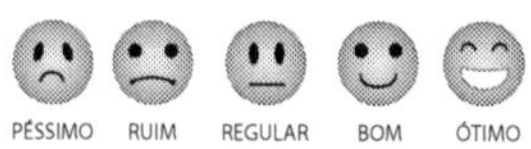

PÉSSIMO RUIM REGULAR BOM ÓTIMO

2. Como você avalia a sua capacidade de prestar atenção no que as pessoas estão falando durante um tempo mais longo? P. ex.: Você se distrai durante as conversas?

PÉSSIMO RUIM REGULAR BOM ÓTIMO

3. Como você avalia sua ansiedade quando tem que esperar por alguém ou para fazer algo? P. ex.: Você se controla com facilidade? Quão confortável você fica nessa situação?

PÉSSIMO RUIM REGULAR BOM ÓTIMO

4. Como está sua habilidade de se lembrar dos compromissos corretamente? P. ex.: Pode ser no trabalho, na escola, socialmente ou mesmo em casa.

PÉSSIMO RUIM REGULAR BOM ÓTIMO

5. Como você avalia suas noites de sono em geral?

PÉSSIMO RUIM REGULAR BOM ÓTIMO

6. Como você avalia sua capacidade de manter a atenção para ler jornal ou livro por um período maior que 1 hora sem pausas?

PÉSSIMO RUIM REGULAR BOM ÓTIMO

7. Como avalia sua capacidade de organização e planejamento em geral? P. ex.: Pense em relação ao seu trabalho, suas roupas ou escola.

PÉSSIMO RUIM REGULAR BOM ÓTIMO

8. Como você avalia sua capacidade de manter a atenção para videogames, jogos de computadores, tablets ou telefones celulares?

PÉSSIMO RUIM REGULAR BOM ÓTIMO

9. Como você avalia sua qualidade de atividade física? P. ex.: Pratica algum tipo de esporte? Frequenta alguma academia? Quantas vezes por semana esses exercícios acontecem?

PÉSSIMO RUIM REGULAR BOM ÓTIMO

10. Como avalia sua capacidade de lembrar onde guardou as coisas?

PÉSSIMO RUIM REGULAR BOM ÓTIMO

11. Como você avalia sua dedicação aos trabalhos escolares ou auxiliar nos afazeres domésticos? P. ex.: Você se dispõe a ajudar? Faz as atividades com facilidade?

PÉSSIMO RUIM REGULAR BOM ÓTIMO

12. Como avalia sua habilidade em completar as tarefas que inicia?	 PÉSSIMO RUIM REGULAR BOM ÓTIMO
13. Como você avalia sua alimentação, considerando comidas saudáveis em relação a *fast-food*? P. ex.: Pense em quantas vezes por semana você come verduras frescas, legumes e frutas.	 PÉSSIMO RUIM REGULAR BOM ÓTIMO
14. Como está sua habilidade em manter a atenção em mais de uma atividade simultaneamente? P. ex.: Assistir TV e ler um jornal, ou prestar atenção no professor e no colega ao lado ao mesmo tempo.	 PÉSSIMO RUIM REGULAR BOM ÓTIMO
15. Quão satisfeito você está com suas relações pessoais (amigos, parentes, conhecidos e colegas)? P. ex.: Pessoas com as quais se relaciona no seu dia a dia.	 PÉSSIMO RUIM REGULAR BOM ÓTIMO
16. Como está sua habilidade de se lembrar do nome das pessoas em geral? P. ex.: Pessoas com quem não tem contato diário ou mesmo constante.	 PÉSSIMO RUIM REGULAR BOM ÓTIMO
17. Quão satisfeito você está consigo mesmo? P. ex.: Você acha que tem muita coisa para melhorar ou está bem assim?	 PÉSSIMO RUIM REGULAR BOM ÓTIMO
18. Como está sua habilidade de se lembrar de recados recebidos? P. ex.: Recados recentes, que não foram anotados.	 PÉSSIMO RUIM REGULAR BOM ÓTIMO
19. Como está sua habilidade de se lembrar do que estudou para prova? (Uma receita? Um caminho para casa?) P. ex.: Situações que ocorreram no passado.	 PÉSSIMO RUIM REGULAR BOM ÓTIMO
20. Quão satisfeito você está com sua capacidade de desempenhar as suas atividades diárias? P. ex.: Você é independente ou sempre está pedindo ajuda?	 PÉSSIMO RUIM REGULAR BOM ÓTIMO

21. Como está sua habilidade de se lembrar do nome de amigos íntimos e familiares?	PÉSSIMO RUIM REGULAR BOM ÓTIMO
22. Como você lida com o fracasso? P. ex.: Consegue buscar uma solução ou acaba perdendo o humor e ficando parado sem tomar nenhuma atitude?	PÉSSIMO RUIM REGULAR BOM ÓTIMO
23. Como está sua habilidade de se lembrar do rosto de pessoas que você acabou de conhecer?	PÉSSIMO RUIM REGULAR BOM ÓTIMO
24. Como está sua habilidade de se lembrar do telefone das pessoas?	PÉSSIMO RUIM REGULAR BOM ÓTIMO
25. Como você avalia sua disposição para realizar o treinamento?	PÉSSIMO RUIM REGULAR BOM ÓTIMO

Obs.: as Questões 1, 5, 9, 13 e 17 se referem a qualidade de vida. As Questões 3, 7, 11, 15, 20, 22 e 25 se referem a autoconfiança. As Questões 2, 4, 6, 8, 10, 12, 14, 16, 18, 19, 21, 23 e 24 se referem a atenção e memória.

Esse questionário não é um instrumento padronizado ou validado. Trata-se apenas de uma forma de entender como o participante se avalia em cada subescala.

Orientações específicas

Antes de dar início ao seu treino de atenção e memória, leia as instruções abaixo descritas e procure segui-las em todos os treinos:

1. Minimizar distrações e interrupções. Um treino bem-sucedido necessita de ambiente tranquilo, de preferência sem interferências externas como celulares, fones de ouvido ou outros aparelhos alheios ao treino. Solicitar que os desligue durante o treino.

2. Motivar: conscientizar sobre a necessidade e estimular a vontade de realizar o treinamento são ferramentas fundamentais antes e durante os treinos. A seguir, sugerimos algumas estratégias para trabalhar aspectos motivacionais:

- Falar sobre o objetivo do treino.
- Recordar a meta.
- Enaltecer os recursos do participante para conseguir atingi-la.
- Repassar (a partir do segundo treino) o que conseguiu até o momento.
- Realizar um sistema de recompensas utilizando elogios ou questionar sobre o que funcionaria como forma de gratificação etc.
3. Orientar de forma clara e objetiva:
    - Tempo e duração do treino, que será de aproximadamente 40 minutos.
    - O que será realizado e quais são suas etapas.
4. Sugestões:
    - A entrega de uma folha de papel e lápis que servirão para completar o que será solicitado ao longo do treino; a critério do mediador.
    - Identificação na folha de atividade (nome do participante e data da sessão).

Obs.: caso o participante seja analfabeto ou mesmo incapaz de escrever, solicitar ao acompanhante que o auxilie. Caso esteja sozinho, a ajuda será feita verbalmente ao longo do treino, do que deve ser memorizado.

LEGENDAS

| I: Instrução dada pelo mediador |
| R: Resposta |
| MCP: Memória de curto prazo |
| MLP: Memória de longo prazo |
| MO: Memória operacional |
| MVE: Memória verbal |
| MVI: Memória visual |
| OR: Orientação |

TREINO DE MEMÓRIA I

Parte I: seguir as condutas da apresentação geral

I. Minimizar distrações e interrupções

Um treino bem-sucedido necessita de ambiente tranquilo, de preferência sem interferências externas como celulares, fones de ouvido ou outros aparelhos alheios ao treino. Solicitar que os desligue durante o treino.

2. Motivar

Conscientizar sobre a necessidade e estimular a vontade de realizar o treinamento são ferramentas fundamentais antes e durante os treinos. A seguir, sugerimos algumas estratégias para trabalhar aspectos motivacionais:

- Falar sobre o objetivo do treino.
- Recordar a meta.
- Enaltecer os recursos do participante para conseguir atingi-la.
- Repassar (a partir do segundo treino) o que conseguiu até o momento.
- Realizar um sistema de recompensas utilizando elogios ou questionar sobre o que funcionaria como forma de gratificação etc.

3. Orientar de forma clara e objetiva

- Tempo e duração do treino, que será de aproximadamente 40 minutos.
- O que será realizado e quais são suas etapas.
- Como sugestão, fazer a entrega de uma folha de papel e lápis que servirão para completar o que será solicitado ao longo do treino.
- Identificação na folha de atividade (nome do participante e data da sessão).

Obs.: caso o participante seja analfabeto ou mesmo incapaz de escrever, solicitar ao acompanhante que o auxilie. Caso esteja sozinho, a ajuda será feita verbalmente ao longo do treino, do que deve ser memorizado.
Ver *slide* 1.1.

Parte II: MCP e dica de memorização

I: Você tem 2 minutos para ler e memorizar estas três letras. A memorização destas três letras será cobrada no final deste treino e no início do próximo treino. Guarde-as.

DICAS DE MEMORIZAÇÃO
Sugerir a construção de uma frase com palavras que contenham as três letras, ressaltando-as.
Caso esteja trabalhando com grupo, incentivar a participação de todos na sugestão das palavras, mas finalizando com uma frase geral.

Exemplo: você pode usar frases para guardar nomes de pessoas, associando o nome a uma característica física ou emocional. Por exemplo: "Conheço uma moça chamada Josiana, mas para mim era um nome difícil de guardar. Sempre que a vejo, lembro do rosto porque ela é muito simpática, então para lembrar o nome, formulei a seguinte frase: 'Josiana muito bacana'. A rima e a característica significativa para mim me ajudam a lembrar o nome."
Ver *slide* 1.2.

Parte III: atenção, orientação visuoespacial

I: Agora responda às seguintes perguntas:
I: Diga qual a data de hoje: dia, mês e ano.
Ver *slide* 1.3.

I: Onde estamos?
Ver *slide* 1.4.

I: Qual meio de transporte utilizaram para chegar aqui?
Ver *slide* 1.5.

OR: Cada pergunta aparece separadamente, associada a uma imagem, permitindo que o participante tenha a percepção tanto verbal quanto visual. Ele deverá escrever seu endereço, cidade, objetivando confirmar sua capacidade de localização temporal e espacial.

A seguir, os participantes poderão dar exemplos de uso dos meios de transporte apresentados, quais conhecem, utilizam e/ou já utilizaram.

Carro, caminhão, ônibus escolar, bicicleta, lambreta (*scooter*), moto, trem, metrô, avião, burro, navio, cargueiro, submarino, cavalo, helicóptero, foguete, camelo, balão, barco a vela, avião monomotor.

Exemplo: "Eu nasci em Natal, já andei de trem, metrô, carro, etc. Vim para São Paulo de avião e chego todos os dias para o treino de táxi. Ainda não andei de moto nem de submarino."

As perguntas devem ser feitas para todos os participantes, pontuando e reforçando as repostas de cada um.

I: Finalizamos nossa etapa inicial do treino relacionada à atenção. Agora iniciaremos a parte de memória.

Ver *slide* 1.6.

I: Muito bem! Vamos a mais um exercício; não desista!

OR: Motivar – ao longo do treino, deve-se incentivar o participante.

Parte IV: MV e categorização

I: Vou marcar 1 minuto para você recordar e anotar todas as palavras que iniciam com a letra "R".

Ver *slide* 1.7.

OR: Usar o cronômetro para marcar 60 segundos, enquanto o participante anota as palavras que recordar.

I: Agora, gostaria que contasse quantas palavras lembrou.

Ler as palavras e, caso exista mais de um participante, anotar e adicionar as palavras novas.

Ao final, quando todos completarem as palavras lembradas, solicitar que um deles leia a lista completa.

I: Muito bem! Vamos a mais um exercício; não desista!
Ver *slide* 1.8.

OR: Motivar – ao longo do treino, deve-se incentivar o participante.
I: Vou marcar novamente 1 minuto para você recordar e anotar o máximo de palavras que pertencem à categoria "FRUTAS".
Ver *slide* 1.9.

OR: Usar o cronômetro para marcar 60 segundos, enquanto o participante anota as palavras que recordar.
I: Agora, gostaria que contasse quantas palavras lembrou.
OR: Caso exista mais de um participante, anotar e adicionar as palavras novas.
Ao final, quando todos completaram as palavras lembradas, solicitar que um deles leia para todos a lista completa.

I: Agora responda: o que foi mais fácil para lembrar e falar? Palavras com a letra "R" ou frutas?
Ver *slide* 1.10.

OR: Após a discussão sobre a questão, concluir e explicar que fica mais fácil memorizar palavras quando elas estão em categorias. A categorização é o processo pelo qual ideias e objetos são reconhecidos, diferenciados e classificados. É a organização dos objetos em um grupo com um propósito específico e é um mecanismo fundamental para razão e a comunicação, pois estabelece bases para processos mentais, como a percepção, a representação, a linguagem, a lógica e a aprendizagem.
Exemplo: jogar "*Stop*": atividade que consiste em lembrar palavras que compõem categorias preestabelecidas em 1 minuto de tempo.

DICA PARA O DIA A DIA

Orientar o participante a ter anotado seu endereço e outros lugares que costuma ir em uma agenda.

Ver *slide* 1.11.

Parte V: mLP, evocação e recordação

I: Agora, quero que você recorde e repita as três letras apresentadas no início deste treino. Caso tenha associado uma frase, repita-a ressaltando as letras solicitadas.
Ver *slide* 1.12.

Encerramento do treino

Ver *slide* 1.13.
Agradecer a participação, solicitar que lembre as letras e que continue animado para o próximo treino.

Dica para atividade em casa

Jogar "*Stop*" usando as seguintes categorias: cor, fruta, roupa, animais, esporte, países e nome.

TREINO DE MEMÓRIA 2

Parte I: seguir as condutas da apresentação geral

1. Minimizar distrações e interrupções

Um treino bem-sucedido necessita de ambiente tranquilo, de preferência sem interferências externas como celulares, fones de ouvido ou outros aparelhos alheios ao treino. Solicitar que os desligue durante o treino.

2. Motivar

Conscientizar sobre a necessidade e estimular a vontade de realizar o treinamento são ferramentas fundamentais antes e durante os treinos. A seguir, sugerimos algumas estratégias para trabalhar aspectos motivacionais:

- Falar sobre o objetivo do treino.
- Recordar a meta.
- Enaltecer os recursos do participante para conseguir atingi-la.
- Repassar (a partir do segundo treino) o que conseguiu até o momento.
- Realizar um sistema de recompensas utilizando elogios ou questionar sobre o que funcionaria como forma de gratificação etc.

3. Orientar de forma clara e objetiva

- Tempo e duração do treino, que será de aproximadamente 40 minutos.
- O que será realizado e quais são suas etapas.
- Como sugestão, fazer a entrega de uma folha de papel e lápis que servirão para completar o que será solicitado ao longo do treino.
- Identificação na folha de atividade (nome do participante e data da sessão).

Obs.: caso o participante seja analfabeto ou mesmo incapaz de escrever, solicitar ao acompanhante que o auxilie. Caso esteja sozinho, a ajuda será feita verbalmente ao longo do treino, do que deve ser memorizado.

Parte II: mLP, evocação e recordação

I: Você tem 2 minutos para recordar o que foi memorizado no treino anterior.
R: A X T.
Ver *slide* 2.1.

Após a recordação das três letras, passar para a memorização do treino de memória 2.

I: Agora, você tem 2 minutos para memorizar este número: 0800652378. A memorização desse número será cobrada no final deste treino e no início do próximo treino. Guarde-os.
Ver *slide* 2.2.

DICA DE MEMORIZAÇÃO

Sugerir uma associação com o início de um telefone (zero oitocentos) e a construção de uma sequência numérica ressaltando de dois em dois números com prosódia musical.

Exemplo: "Preciso gravar a senha do meu cartão: JV5832. Para as letras, vou associar ao nome do meu filho José Victor e, em relação aos números, vou associá-los à idade da minha mãe, 58, e minha prima, 32."

Parte III: Atenção, memória semântica, MO e orientação temporal e espacial

I: Agora, você tem 2 minutos para memorizar esta imagem.
Ver *slide* 2.3.

Apresentar a imagem com cinco bandeiras de diferentes países por 2 minutos e em seguida retirar.
Ver *slide* 2.4.

R: China, África do Sul, Brasil, França e Austrália.

I: Continuando: diga o nome dos países das bandeiras apresentadas. Ver *slide* 2.5.

OR: Após responder oralmente e/ou por escrito no papel a cada pergunta, realizar elogios e incentivar o sujeito, motivando-o.

R: China, África do Sul, Brasil, França e Austrália.

I: Diga o nome dos continentes dos países referidos anteriormente.

R: Ásia, África, América, Europa e Oceania.

Localizar os países apresentados anteriormente. Ver *slide* 2.6.

OR: Motivar – continuar perguntando ao participante se conhece alguma outra bandeira, ou mesmo país.

R: China – ÁSIA, África do Sul – ÁFRICA, Brasil – AMÉRICA DO SUL, França -EUROPA e Austrália – OCEANIA.

I: Finalizamos nossa etapa inicial do treino relacionada principalmente com a atenção. Agora iniciaremos a parte da memória. Ver *slide* 2.7.

Parte IV: MV, MVI, distrator e reconhecimento tardio

I: Vou marcar 2 minutos para que você observe e memorize as figuras. Ver *slide* 2.8.

Mostrar as figuras da versão 1.

OR: Usar o cronômetro para marcar 120 segundos e, após esse tempo, retirar a imagem.

R: Tambor, gato, flor, pirulito, bicicleta e chave.

I: Agora escreva o nome das figuras que você acabou de visualizar. Procure marcar na ordem em que elas lhe foram apresentadas. Ver *slide* 2.9.

OR: Marcar mais 120 segundos para que o participante escreva os nomes. Se houver dificuldade, poderá ser dada pista semântica (categoria, por exemplo: animais, frutas) relacionada à imagem.

R: Tambor, gato, flor, pirulito, bicicleta e chave.
Ver *slide* 2.10.

I: Continuando: vou marcar 2 minutos para que você observe e memorize as figuras abaixo.

Mostrar as figuras da versão 2.
OR: Usar o cronômetro para marcar 120 segundos e, após esse tempo, retirar a imagem.
R: Ampulheta, peixe, guarda-chuva, banana, copo e cadeira.
I: Agora escreva o nome das figuras que você acabou de visualizar. Procure marcar na ordem em que elas lhe foram apresentadas.
Ver *slide* 2.11.

OR: Procurar marcar o nome das figuras em uma sequência horizontal ou vertical.
Marcar mais 120 segundos para que o participante escreva os nomes. Se houver dificuldade, as pistas semânticas poderão ser utilizadas novamente.
R: Ampulheta, peixe, guarda-chuva, banana, copo e cadeira.
I: Muito bem! Vamos a mais um exercício, não desista!
Ver *slide* 2.12.

OR: Motivar – ao longo do treino, deve-se incentivar o participante.
I: Vamos juntos contar uma história. Vou iniciar com uma frase e você vai repetir a frase e inserir uma palavra para aumentá-la. Em seguida sou eu quem vai repetir a frase com a sua palavra e colocarei outra, e assim sucessivamente. Compreendeu? Vamos começar: Maria foi à feira e....
Ver *slide* 2.13.

OR: Orientar sobre o exercício e exemplificar.
Iniciar apenas se houver certeza de que o participante compreendeu o que foi solicitado.
Ver *slide* 2.14.

I: Recordando: agora escreva o nome das figuras apresentadas na versão 1, em seguida os nomes das figuras da versão 2. Vou marcar 2 minutos, enquanto você recorda e anota o máximo que conseguir lembrar.

OR: Usar o cronômetro para marcar 60 segundos, por versão, enquanto o participante anota as palavras que recordar.

Ao final, quando completar as palavras lembradas, solicitar que leia as duas listas.

Após a leitura, se o participante não recordar todas as palavras, é possível dar dicas.

Se ainda assim o participante não conseguir nomear a figura, dar a letra inicial do nome da figura faltante.

Se o participante não conseguir evocar e nomear mesmo após passadas as dicas, é necessário dizer o nome da figura que faltou para que ele não fique desmotivado. Lembrar sempre que o treino tem como objetivo a aprendizagem sem erro e, além disso, o intuito de gerar emoções positivas, por meio da motivação e do incentivo para a prática, principalmente quando surgirem dificuldades.

R: Tambor, gato, flor, pirulito, bicicleta e chave.

R: Ampulheta, peixe, guarda-chuva, banana, copo e cadeira.

I: Agora você vai responder quais destas figuras já apareceram.

Ver *slide* 2.15.

OR: Mostrar as figuras e solicitar que o participante responda sim ou não para cada uma delas.

Se ele acertar, continue passando. Contudo, se ele se enganar, é necessário corrigir.

Nesta parte, é feito o que é conhecido por "reconhecimento tardio" das figuras por meio de imagens.

1: gato preto – N; 2: guarda-chuva rosa – N; 3: xícara – N; 4: bandeira da Argentina – N; 5: uva – N; 6: sino – N; 7: chave – S; 8: flor – N; 9: flor – S; 10: bicicleta – S; 11: helicóptero – N; 12: gato – S; 13: martelo – N; 14: bandeira dos EUA – N; 15: guarda-chuva colorido – S; 16: árvore – N; 17: casa – N; 18: peixe – S; 19: cachorro – N; 20: cadeira – S; 21: bola – N; 22: sorvete – N; 23: tambor – S; 24: pirulito – S; 25: cadeira – N; 26: copo – S; 27: chaleira – N; 28: baleia – N; 29: banana – S; 30: tesoura – N.

I: Diga quais categorias você conseguiu encontrar nas imagens apresentadas nas versões 1 e 2.

Ver *slide* 2.16.

OR: Após o reconhecimento, é solicitado novamente o conceito de categorização.

A categorização é o processo pelo qual ideias e objetos são reconhecidos, diferenciados e classificados. É a organização dos objetos em um grupo com um propósito específico e é um mecanismo fundamental para razão e a comunicação, pois estabelece bases para processos mentais, como a percepção, a representação, a linguagem, a lógica e a aprendizagem.

R: Animal: gato e peixe; comida: banana e pirulito; planta: flor; mobília: cadeira; meio de transporte: bicicleta; objeto sonoro: tambor; utensílio doméstico: copo; objeto de segurança: chave; objeto de proteção: guarda-chuva; objeto de medição do tempo: ampulheta.

DICAS PARA O DIA A DIA

Perguntar ao participante qual é a origem da sua família, recordando o mapa visto anteriormente.

Fazer um esforço para lembrar o que acabamos de apresentar gera ganhos consideráveis em termos da memória de longa duração.

Ver *slide* 2.17.

Parte V: MLP

I: Agora, quero que você recorde e repita o número apresentado no início do deste treino. Ressalte a estratégia que você utilizou para memorizar.

Ver *slide* 2.18.

Encerramento do treino

Ver *slide* 2.19.

Agradecer a participação, solicitar que se lembre da sequência de números que foram apresentados e que continue animado para o próximo treino.

Dica para atividade em casa

Solicitar ao participante que procure outras bandeiras, anote os países a que pertencem e seus respectivos continentes. Pode-se também solicitar uma curiosidade sobre os países pesquisados.

TREINO DE MEMÓRIA 3

Parte I: seguir as condutas da apresentação geral

I. Minimizar distrações e interrupções

Um treino bem-sucedido necessita de ambiente tranquilo, de preferência sem interferências externas como celulares, fones de ouvido ou outros aparelhos alheios ao treino. Solicitar que os desligue durante o treino.

2. Motivar

Conscientizar sobre a necessidade e estimular a vontade de realizar o treinamento são ferramentas fundamentais antes e durante os treinos. A seguir, sugerimos algumas estratégias para trabalhar aspectos motivacionais:

- Falar sobre o objetivo do treino.
- Recordar a meta.
- Enaltecer os recursos do participante para conseguir atingi-la.
- Repassar (a partir do segundo treino) o que conseguiu até o momento.
- Realizar um sistema de recompensas utilizando elogios ou questionar sobre o que funcionaria como forma de gratificação etc.

3. Orientar de forma clara e objetiva

- Tempo e duração do treino, que será de aproximadamente 40 minutos.
- O que será realizado e quais são suas etapas.
- Como sugestão, fazer a entrega de uma folha de papel e lápis que servirão para completar o que será solicitado ao longo do treino.
- Identificação na folha de atividade (nome do participante e data da sessão).

Obs.: caso o participante seja analfabeto ou mesmo incapaz de escrever, solicitar ao acompanhante que o auxilie. Caso esteja sozinho, a ajuda será feita verbalmente ao longo do treino, do que deve ser memorizado.

Parte II: mLP, evocação e recordação

I: Você tem 2 minutos para recordar o que foi memorizado no treino anterior.
Ver *slide* 3.1.

OR: Após a recordação do número, passar para a memorização do treino de memória 3.

R: 0800652378.
I: Agora, você tem 2 minutos para memorizar esta palavra: CARDÁPIO. A memorização dessa palavra será cobrada no final deste treino e no início do próximo treino. Guarde-a.
Ver *slide* 3.2.

DICA DE MEMORIZAÇÃO

Sugerir uma associação com o almoço ou algum restaurante conhecido, ressaltando comidas e alimentos diferentes.

Parte III: atenção, MVI, MO e categorização

I: Agora, você tem 2 minutos para memorizar estas imagens e depois responder às perguntas.
Ver *slide* 3.3.

Apresentar as imagens por 2 minutos e em seguida retirar.
Ver *slide* 3.4.
R: 4 peras, 4 rosas vermelhas, 4 chaves douradas, 4 laranjas, 4 chapéus pretos.

I: Continuando: agora responderão às seguintes perguntas:
Ver *slide* 3.5.

Diga a quantidade total de imagens apresentadas.
R: 20 imagens.
Diga quais os nomes das imagens apresentadas.
R: Peras, rosas vermelhas, chaves douradas, laranjas, chapéus pretos.

Diga a quantidade das imagens apresentadas.

R: Quatro de cada.

OR: Após responder as perguntas oralmente e/ou por escrito no papel, realizar elogios e incentivar o sujeito, motivando-o.

Apresentar novamente as imagens, conferindo junto com o participante os nomes e a quantidade de cada imagem apresentada.

Ver *slide* 3.6.

R: 4 peras, 4 laranjas, 4 rosas vermelhas, 4 chaves douradas, 4 chapéus pretos.

I: Continuando: categorize as imagens apresentadas.

Ver *slide* 3.7.

OR: Após responder as categorias oralmente e/ou por escrito no papel, realizar elogios e incentivar o sujeito, motivando-o.

Caso o participante não consiga categorizar, auxiliá-lo por meio de dicas.

Exemplo: pera e laranja pertencem a qual categoria? Frutas.

R: Rosas vermelhas: vegetal; chaves douradas: objeto de segurança; chapéus pretos: acessório de vestimenta.

I: Finalizamos nossa etapa inicial do treino relacionada principalmente com a atenção. Agora iniciaremos a parte da memória.

Ver *slide* 3.8.

Parte IV: MLP, MV, MVI e associação por imagens

I: Vou marcar 2 minutos para que você observe e memorize as palavras a seguir.

Ver *slide* 3.9.

OR: Mostrar as palavras da versão A.

Usar o cronômetro para marcar 120 segundos e, após esse tempo, retirar as palavras.

Ver *slides* 3.10 a 3.12.

R: Bailarina, gado, cachorro, campo, charuto e revólver.

I: Você terá 2 minutos para observar as duas imagens a seguir.

Usar o cronômetro para marcar 120 segundos e, após esse tempo, retirar as imagens.

Conferir com o sujeito cada palavra apresentada anteriormente nas duas imagens separadamente.

R: Bailarina, gado, campo. Cachorro, charuto e revólver.

I: Agora, escreva em ordem quais eram as palavras apresentadas na versão A. Ver *slide* 3.13.

OR: Marcar mais 120 segundos para que o sujeito escreva os nomes. Se houver dificuldade, poderá ser dada pista semântica.

R: Bailarina – pessoa que dança; gado – animal que pasta; cachorro – animal doméstico; campo – local de vegetação aberta; charuto – fumo; revólver – arma de fogo.

I: Vou marcar 2 minutos para que você observe e memorize as palavras a seguir. Ver *slide* 3.14.

OR: Mostrar as palavras da versão B.

Usar o cronômetro para marcar 120 segundos e, após esse tempo, retirar as palavras.

R: Neve, árvores, estrada, gato, gorro, piano.

I: Você terá 2 minutos para observar as duas imagens a seguir. Ver *slides* 3.15 a 3.17.

OR: Usar o cronômetro para marcar 120 segundos e, após esse tempo, retirar as imagens.

I: Agora, escreva em ordem quais eram as palavras apresentadas na versão B. Ver *slide* 3.18.

Marcar mais 120 segundos para que o participante escreva os nomes. Se houver dificuldade, poderá ser dada pista semântica.

R: Neve, poste, estrada, gato, gorro, piano.

I: Muito bem! Vamos a mais um exercício, não desista!

OR: Motivar – ao longo do treino deve-se incentivar o participante. Ver *slide* 3.19.

I: Agora, escreva quais eram as palavras apresentadas nas versões A e B. Ver *slide* 3.20.

OR: Ao final, quando completar as palavras lembradas, solicitar que as leia. Marcar mais 120 segundos para que o participante escreva os nomes. Se o participante não conseguir, dizer a letra inicial do nome da palavra faltante. Se o participante não conseguir evocar e nomear mesmo após passadas as dicas, é necessário dizer a palavra que faltou para que ele não fique desmotivado. Lembrar sempre que o treino tem o objetivo da aprendizagem sem erro e, além disso, há o intuito de gerar emoções positivas, por meio da motivação e do incentivo para a prática, principalmente quando surgirem dificuldades.

R: Bailarina, gado, campo, cachorro, charuto e revólver. Neve, poste, estrada, gato, gorro, piano.

Ver *slide* 3.21.

DICAS PARA O DIA A DIA

Sugerir ao participante o cardápio de uma refeição, com entrada, prato principal e sobremesa.

Fazer um esforço para lembrar o que acabamos de apresentar gera ganhos consideráveis em termos da memória de longa duração.

Parte V: MLP

I: Agora, quero que você recorde e repita a palavra apresentada no início deste treino. Ressalte a estratégia que você utilizou para memorizar.

Ver *slide* 3.22.

R: Cardápio.

Encerramento do treino

Ver *slide* 3.23.

Agradecer a participação, solicitar que se lembre da sequência de números que foram apresentados e que continue animado para o próximo treino.

Dica para atividade em casa

Solicitar ao participante que escreva um cardápio para uma refeição criada por ele com entrada, prato principal e sobremesa, ressaltando suas preferências culinárias. Para crianças menores, elas podem criar a receita de um sanduíche.

TREINO DE MEMÓRIA 4

Parte I: seguir as condutas da apresentação geral

I. Minimizar distrações e interrupções

Um treino bem-sucedido necessita de ambiente tranquilo, de preferência sem interferências externas como celulares, fones de ouvido ou outros aparelhos alheios ao treino. Solicitar que os desligue durante o treino.

2. Motivar

Conscientizar sobre a necessidade e estimular a vontade de realizar o treinamento são ferramentas fundamentais antes e durante os treinos. A seguir, sugerimos algumas estratégias para trabalhar aspectos motivacionais:

- Falar sobre o objetivo do treino.
- Recordar a meta.
- Enaltecer os recursos do participante para conseguir atingi-la.
- Repassar (a partir do segundo treino) o que conseguiu até o momento.
- Realizar um sistema de recompensas utilizando elogios ou questionar sobre o que funcionaria como forma de gratificação etc.

3. Orientar de forma clara e objetiva

- Tempo e duração do treino, que será de aproximadamente 40 minutos.
- O que será realizado e quais são suas etapas.
- Como sugestão, fazer a entrega de uma folha de papel e lápis que servirão para completar o que será solicitado ao longo do treino.
- Identificação na folha de atividade (nome do participante e data da sessão).

Obs.: caso o participante seja analfabeto ou mesmo incapaz de escrever, solicitar ao acompanhante que o auxilie. Caso esteja sozinho, a ajuda será feita verbalmente ao longo do treino, do que deve ser memorizado.

Parte II: mLP, evocação e recordação

I: Você tem 2 minutos para recordar o que foi memorizado no treino anterior.
Ver *slide* 4.1.

Após a recordação da palavra "cardápio", passar para a memorização do treino de memória 4.
I: Agora, você tem 2 minutos para memorizar esta imagem. Procure perceber toda a imagem. A memorização desta imagem será cobrada no final deste treino e no início do próximo treino. Guarde-a.
Ver *slide* 4.2.

R: Praia, coco, canudo colorido, flor e ondas no mar.

> **DICA DE MEMORIZAÇÃO**
> Sugerir uma associação com o nome de algum lugar que seja parecido com a imagem e memorizar o nome. Relembrar com o participante alguma praia que tenha visitado anteriormente.

Parte III: atenção (sustentada, concentrada, seletiva) e MO

I. Você tem 2 minutos para memorizar as imagens a seguir, relacionando-as aos seus números, cores e formas.
Ver *slide* 4.3.

I: Agora, você tem 2 minutos para memorizar essa imagem.
Ver *slide* 4.4.

OR: Apresentar todas as imagens, as cores e os números respectivamente, por 2 minutos, e em seguida retirar.
R: 1: quadrado branco; 2: círculo amarelo; 3: losango vermelho; 4: triângulo rosa; 5: retângulo verde.

I: Continuando: agora diga qual é o número correspondente à seguinte figura.
Ver *slide* 4.5.

OR: Mostrar a figura e questionar sobre a cor, a forma e o número. Após responder oralmente e/ou por escrito no papel, realizar elogios e incentivar o sujeito, motivando-o.
R: 5: retângulo verde.
I: Agora diga qual é a figura correspondente ao número 2.
Ver *slide* 4.6.

OR: Falar a respeito da forma e da cor. Após responder oralmente e/ou por escrito no papel, realizar elogios e incentivar o sujeito, motivando-o.
R: 2: círculo amarelo.
OR: Você poderá continuar perguntando para o participante sobre as outras formas, cores e números apresentados anteriormente.
I: Finalizamos nossa etapa inicial do treino relacionada principalmente com a atenção. Agora iniciaremos a parte da memória.
Ver *slide* 4.7.

I: Muito bem! Vamos a mais um exercício, não desista!
OR: Motivar – ao longo do treino deve-se incentivar o participante.

Parte IV: MV e MvI

I: Agora, atenção à história que iremos ler. Em seguida faremos algumas perguntas.
Ver *slide* 4.8.

Ler a história em voz alta, iniciar pelo título. Ler de forma clara e bem pontuada. Se o participante souber ler, sugerir que o faça. Ao terminar a leitura da história, passar para as questões.
Ver *slides* 4.9 a 4.12.

I: Agora responda às perguntas, de acordo com o texto. Qual o título da história?
Ver *slide* 4.13.

R: O Rei Sapo.

I: A princesa tinha irmãos?

R: Não.

I: Qual o seu brinquedo favorito?

R: A bola dourada.

I: Onde a bola havia caído?

R: No fundo do poço.

I: Agora continue respondendo às perguntas, de acordo com o texto. Como era o sapo?

Ver *slide* 4.14.

R: Verde e falante.

I: O que o sapo pediu à princesa em troca de seu favor?

R: Que a princesa gostasse, brincasse, comesse à mesa e dormisse com ele.

I: Quem autorizou a entrada do anfíbio (sapo) no castelo?

R: O Rei.

I: O que aconteceu quando a princesa acordou?

R: Viu o sapo se tornar um príncipe.

I: Qual a moral da história?

R: Quem vê aparência não vê conteúdo. As promessas devem ser sempre cumpridas.

OR: Se o participante não conseguir responder, mesmo após passadas as dicas, é necessário dizer a resposta correta, para que ele não fique desmotivado. Lembrar sempre que o treino tem o objetivo da aprendizagem sem erro e, além disso, há o intuito de gerar emoções positivas, por meio da motivação e do incentivo para a prática, principalmente quando surgirem dificuldades.

Ver *slides* 4.15 e 4.16.

I: Continuando: agora vou mostrar algumas imagens e quero que diga se é referente ao conto e justifique.

OR: Mostrar as figuras e pedir que o participante relate se estão ou não associadas ao conto. Se estiverem, a qual parte do conto é possível associá-las.

Dar dicas, caso o participante apresente dificuldade em associar as imagens ao conto.

R: Castelo – S; princesa – S; cobra – N; arara – N; empregada – N; cama de baldaquino – S; trono – S; espelho – N; casal – S; poço – S; sapo – S; seis crianças (filhos) – S.

OR: Se o participante não conseguir responder, mesmo após passadas as dicas, é necessário dizer a resposta correta, para que ele não fique desmotivado. Lembrar sempre que o treino tem o objetivo da aprendizagem sem erro e, além disso, há o intuito de gerar emoções positivas, por meio da motivação e do incentivo para a prática, principalmente quando surgirem dificuldades.

I: Agora crie uma frase com cada uma das palavras: 1. bola; 2. pele; 3. fundo; 4. linda; 5. humano; 6. jantar; 7. castelo.

Ver *slide* 4.17.

OR: Marcar um tempo de 120 segundos para que o participante possa ler as palavras e elaborar as frases.

I: Agora, leia as frases construídas.

Após a leitura das frases, pedir para o participante falar apenas as palavras que foram pedidas anteriormente. Se o participante não recordar todas as palavras, é possível dar dicas.

R: 1 – BOLA: de jogar; 2 – pele: recobre o corpo; 3 – fundo: do mar?; 4 – linda: qualidade de mulher bonita; 5 – humano: característica das pessoas; 6 – jantar: refeição da noite; 7 – castelo: residência da rainha.

Se o participante não conseguir evocar e nomear mesmo após passadas as dicas, é necessário dizer a palavra que faltou para que ele não fique desmotivado. Lembrar sempre que o treino tem o objetivo da aprendizagem sem erro e, além disso, há o intuito de gerar emoções positivas, por meio da motivação e do incentivo para a prática, principalmente quando surgirem dificuldades.

Ver *slide* 4.18.

DICA PARA O DIA A DIA

Quando o participante for estudar um texto, sugerir que crie perguntas sobre o conteúdo lido.

Parte V: MLP

I: Agora, quero que você recorde e fale o que foi apresentado no início do deste treino. Ressalte a estratégia que você utilizou para memorizar.

Ver *slide* 4.19.

R: Praia, coco, canudo rosa e ondas no mar.

Encerramento do treino

Ver *slide* 4.20.

Agradecer a participação, solicitar que se lembre da imagem apresentada e que continue animado para o próximo treino.

Dica para atividade em casa

Solicitar ao participante que estabeleça a relação entre alguns objetos e suas formas.

Exemplo: quais formas podemos destacar em um tampo de mesa? Quadrado, retângulo, círculo. Qual é a cor do tampo da mesa da sua casa? E da escola?

Anotar outros objetos do seu dia a dia, que tenham formas geométricas.

TREINO DE MEMÓRIA 5

Parte I: seguir as condutas da apresentação geral

I. Minimizar distrações e interrupções

Um treino bem-sucedido necessita de ambiente tranquilo, de preferência sem interferências externas como celulares, fones de ouvido ou outros aparelhos alheios ao treino. Solicitar que os desligue durante o treino.

2. Motivar

Conscientizar sobre a necessidade e estimular a vontade de realizar o treinamento são ferramentas fundamentais antes e durante os treinos. A seguir, sugerimos algumas estratégias para trabalhar aspectos motivacionais:

- Falar sobre o objetivo do treino.
- Recordar a meta.
- Enaltecer os recursos do participante para conseguir atingi-la.
- Repassar (a partir do segundo treino) o que conseguiu até o momento.
- Realizar um sistema de recompensas utilizando elogios ou questionar sobre o que funcionaria como forma de gratificação etc.

3. Orientar de forma clara e objetiva

- Tempo e duração do treino, que será de aproximadamente 40 minutos.
- O que será realizado e quais são suas etapas.
- Como sugestão, fazer a entrega de uma folha de papel e lápis que servirão para completar o que será solicitado ao longo do treino.
- Identificação na folha de atividade (nome do participante e data da sessão).

ESTIMULAÇÃO DA MEMÓRIA

Obs.: caso o participante seja analfabeto ou mesmo incapaz de escrever, solicitar ao acompanhante que o auxilie. Caso esteja sozinho, a ajuda será feita verbalmente ao longo do treino, do que deve ser memorizado.

Parte II: mLP, evocação e recordação

I: Você tem 2 minutos para recordar o que foi memorizado no treino anterior.
Ver *slide* 5.1.

OR: Após a recordação da imagem, passar para a memorização do treino de memória 5.
R: Praia, coco, canudo rosa e ondas no mar.
I: Agora, você tem 2 minutos para memorizar a palavra "camaleão". A memorização será cobrada no final deste treino e no início do próximo treino. Guarde-a.
Ver *slide* 5.2.

DICA DE MEMORIZAÇÃO

Sugerir uma associação com uma característica do animal, ou mesmo dividir a palavra em duas.

Exemplo: a palavra "camaleão" pode ser dividida em "cama" e depois "leão", ajudando-o a memorizar. Podemos fazer a pergunta: onde você dorme? Qual é o animal rei da floresta?

Parte III: atenção, MO, orientação temporal e espacial

I: Agora, você tem 2 minutos para observar e responder às perguntas de acordo com a imagem.
Ver *slide* 5.3.

OR: Apresentar a imagem por 2 minutos e solicitar que o participante responda a cada pergunta oralmente e/ou por escrito no papel.
I: Que objeto é este?
R: Bússola.
I: Como se escreve?

R: Bússola.

I: Para que ele serve?

R: Localização e orientação.

I: Onde podemos encontrá-lo?

R: Barco e avião.

OR: Motivar – continuar perguntando ao participante se já usou bússola, se já viajou de avião ou mesmo de barco, quais companhias aéreas conhece. (Estimulação da memória autobiográfica.)

I: Você tem 2 minutos para observar e responder quais são os símbolos indicados na rosa dos ventos de acordo com a imagem.

Ver *slide* 5.4.

OR: Apresentar a imagem por 2 minutos e solicitar que o participante responda oralmente e/ou por escrito no papel.

R: Norte, sul, leste, oeste, sudeste, sudoeste, noroeste e nordeste.

I: Observe atentamente esta imagem e, baseando-se na rosa dos ventos, responda: onde o sol nasce?

Ver *slide* 5.5.

R: Leste.

Exemplo: Se você colocar seu braço direito em direção ao leste, o seu braço esquerdo estará apontando em qual direção? E a sua frente? E atrás?

R: Para o oeste; na frente o norte; atrás o sul.

I: Finalizamos nossa etapa inicial do treino relacionada principalmente com a atenção. Agora iniciaremos a parte da memória.

Ver *slide* 5.6.

Parte IV: MVi, orientação visuoespacial

I: Vou marcar 2 minutos para que você observe e memorize a imagem.

Ver *slide* 5.7.

Usar o cronômetro para marcar 120 segundos e, após esse tempo, retirar a imagem.

Ver *slide* 5.8.

I: Agora responda às seguintes perguntas: diga qual foi o ambiente apresentado.
Ver *slide* 5.9.

R: Sala de estar.
I: Diga a quantidade de janelas.
R: 1 (um).
I: Diga a cor do abajur.
R: A cor é branca.
OR: As respostas devem ser dadas logo após as perguntas serem feitas, não ultrapassando 120 segundos.
Caso haja dificuldade na recordação, auxiliar o participante dando dicas e, se necessário, dizer as respostas.
I: Vamos continuar respondendo às perguntas. Elas poderão ser respondidas oralmente ou por escrito.
Ver *slide* 5.10.

I: Diga se havia algum abajur na imagem.
R: Sim.
I: Diga como estava a luz do abajur.
R: Apagada.
I: Diga se havia algum tapete.
R: Sim.
I: Diga se havia algum vaso de planta.
R: sim.
OR: As respostas devem ser dadas logo após as perguntas serem feitas, não ultrapassando 120 segundos.
Caso haja dificuldade na recordação, auxiliar o participante dando dicas e, se necessário, dizer as respostas.
I: Agora vamos colocar a orientação da bússola na imagem a seguir.
Ver *slide* 5.11.

Realizar a orientação junto com o participante.
I: Vamos prestar bastante atenção aos objetos apresentados da sala de estar, como também sua orientação.
OR: Em seguida, marcar mais 120 segundos para que o participante observe novamente a imagem com as respectivas orientações.

I: Responda às perguntas: o que temos no norte da imagem?
Ver *slide* 5.12.

R: Janela.
I: O que temos no sul da imagem?
R: Abajur.
I: O que temos no oeste da imagem?
R: Duas poltronas.
I: O que temos no leste da imagem?
R: Sofá branco.
Caso haja dúvida, voltar ao *slide* 5.8 para conferência das respostas.

I: Relembrando tudo o que falamos, vamos responder a mais esta pergunta: se ficarmos em pé no centro da sala, de frente para a janela, o que teríamos a nossa direita?
Ver *slide* 5.13.

R: Sofá branco.
OR: A resposta deve ser dada oralmente e/ou por escrito, não ultrapassando 120 segundos.
Se o participante não conseguir lembrar, passar dicas. Se ainda assim houver dificuldade, é necessário dizer a resposta para que ele não fique desmotivado. Lembrar sempre que o treino tem como objetivo a aprendizagem sem erro e, além disso, há o intuito de gerar emoções positivas, por meio da motivação e do incentivo para a prática, principalmente quando surgirem dificuldades.
I: Dica para o dia a dia: como indicação de orientação, devemos procurar a localização do sol para se situar. Em seguida, achar o norte magnético e procurar sempre estar orientado.
Ver *slide* 5.14.
OR: Motivar – ao longo do treino deve-se incentivar o participante.

Parte V: MLP

Ver *slide* 5.15.
I: Agora, quero que você recorde e responda à pergunta: o que havia na imagem do nascer do sol?
R: Uma canoa.

OR: Se o participante não conseguir lembrar, passar dicas. Se ainda assim houver dificuldade, é necessário dizer a resposta para que ele não fique desmotivado. Lembrar sempre que o treino tem como objetivo a aprendizagem sem erro e, além disso, há o intuito de gerar emoções positivas, por meio da motivação e do incentivo para a prática, principalmente quando surgirem dificuldades.

I: Agora, quero que você lembre e fale a palavra apresentada no início deste treino. Ressalte a estratégia que você utilizou para memorizar.

R: Camaleão.

Encerramento do treino

Ver *slide* 5.16.

Agradecer a participação, solicitar que se lembre da sequência de números, das palavras e imagens que foram apresentados e que continue animado para o próximo treino.

Dica para atividade em casa

Observe os objetos e ambientes em sua casa e tente lembrar o que está à sua frente, lateral e costas. Descreva as cores.

TREINO DE MEMÓRIA 6

Parte I: seguir as condutas da apresentação geral

1. Minimizar distrações e interrupções

Um treino bem-sucedido necessita de ambiente tranquilo, de preferência sem interferências externas como celulares, fones de ouvido ou outros aparelhos alheios ao treino. Solicitar que os desligue durante o treino.

2. Motivar

Conscientizar sobre a necessidade e estimular a vontade de realizar o treinamento são ferramentas fundamentais antes e durante os treinos. A seguir, sugerimos algumas estratégias para trabalhar aspectos motivacionais:

- Falar sobre o objetivo do treino.
- Recordar a meta.
- Enaltecer os recursos do participante para conseguir atingi-la.
- Repassar (a partir do segundo treino) o que conseguiu até o momento.
- Realizar um sistema de recompensas utilizando elogios ou questionar sobre o que funcionaria como forma de gratificação etc.

3. Orientar de forma clara e objetiva

- Tempo e duração do treino, que será de aproximadamente 40 minutos.
- O que será realizado e quais são suas etapas.
- Como sugestão, fazer a entrega de uma folha de papel e lápis que servirão para completar o que será solicitado ao longo do treino.
- Identificação na folha de atividade (nome do participante e data da sessão).

Obs.: caso o participante seja analfabeto ou mesmo incapaz de escrever, solicitar ao acompanhante que o auxilie. Caso esteja sozinho, a ajuda será feita verbalmente ao longo do treino, do que deve ser memorizado.

Parte II: mLP, evocação e recordação

I: Você tem 2 minutos para recordar o que foi memorizado no treino anterior.
Ver *slide* 6.1.

Após a recordação da palavra "camaleão" e do objeto "bússola", passar para a memorização do treino de memória 6.

Se o participante não conseguir responder, mesmo após passadas as dicas, é necessário dizer a resposta correta, para que ele não fique desmotivado. Lembrar sempre que o treino tem o objetivo da aprendizagem sem erro e, além disso, há o intuito de gerar emoções positivas, por meio da motivação e do incentivo para a prática, principalmente quando surgirem dificuldades.

I: Agora, você tem 2 minutos para memorizar esta imagem. A memorização desta imagem será cobrada no final deste treino e no início do próximo treino. Guarde-a.
Ver *slide* 6.2.

R: Cantor.

DICA DE MEMORIZAÇÃO
Questionar além do nome, da profissão, fazer referências com as produções do cantor em questão (música, filmes, clipes).
Exemplo: perguntar ao participante qual o cantor e música preferida. Solicitar que cante parte dela.

Parte III: atenção e MO

I: Agora, você tem 2 minutos para memorizar esta imagem.
Ver *slide* 6.3.

Apresentar a imagem por 2 minutos e em seguida retirar.
Ver *slide* 6.4.

I: Agora me diga o nome do animal apresentado.
R: Camaleão.
I: Continuando, responder às seguintes perguntas: este animal participou de algum filme? Qual?
Ver *slide* 6.5.

OR: Após responder a cada pergunta oralmente e/ou por escrito no papel, realizar elogios e incentivar o sujeito, motivando-o.
R: Filme 1: Johnny Depp, com personagem Rango; filme 2: *Enrolados*, com personagem Pascal.
I: Finalizamos nossa etapa inicial do treino relacionada principalmente com a atenção. Agora iniciaremos a parte da memória.
Ver *slide* 6.6.

Parte IV: MV, MVi e distrator

I: Vou ler algumas características do camaleão e na sequência mostrarei uma imagem relacionada ao texto. Preste atenção e memorize as informações.
Ver *slide* 6.7.

OR: Mostrar o texto e na sequência a figura.
Para melhor fixação, perguntas e comentários podem ser feitos durante a apresentação das informações.
Usar o cronômetro para marcar 60 segundos por imagem.
Você poderá solicitar que o participante leia as informaçãoes para auxiliar no processo de memorização.
I: Capacidade de mudar de cor: eles não mudam de cor para se camuflar, mudam conforme a temperatura ambiente, de acordo com a luz, pelo seu humor ou uma forma de comunicação entre eles.
Ver *slide* 6.8.

DICA DE MEMORIZAÇÃO

Pedir ao participante que lembre outros animais parecidos com o camaleão, no aspecto geral e cor (p. ex., lagarto).

I: Língua rápida no gatilho: a língua tem aproximadamente 2 vezes o tamanho do seu corpo, com uma ventosa capaz de sugar.
Ver *slide* 6.9.

DICA DE MEMORIZAÇÃO

Mostrar com régua ou outro objeto a proporção do tamanho da língua em relação ao corpo do animal.

I: Olhar 360º: seus olhos se movem 360º e focam dois objetos diferentes simultaneamente.
Ver *slide* 6.10.

DICA DE MEMORIZAÇÃO

Solicitar ao participante que feche um dos olhos e perceba que consegue ver somente um objeto de cada vez.

I: Agora responda à seguinte pergunta: você sabe onde são encontrados os camaleões?
Ver *slide* 6.11.

R: Ásia, Europa, América do Norte e África.

DICA DE MEMORIZAÇÃO

Lembrar um país de cada continente acima citado.

I: Responda a mais esta pergunta: qual é o seu habitat predileto?
Ver *slide* 6.12.

R: Floresta e deserto.

DICA DE MEMORIZAÇÃO

Cite outros animais que possuem o mesmo habitat.

I: Mais uma característica do camaleão para guardarmos: do que se alimentam?
Ver *slide* 6.13.

R: Dieta carnívora (vermes, insetos, caracóis, pequenos répteis) ou vegetariana.

DICA DE MEMORIZAÇÃO

Cite um alimento de que goste e classifique-se como: herbívoro, onívoro e carnívoro.

I: Você sabe o seu tamanho?
Ver *slide* 6.14.

R: Os tamanhos podem variar muito, entre 15 mm a 70 cm.

DICA DE MEMORIZAÇÃO

Mostrar a diferença dos tamanhos do camaleão. O menor está relacionado com a ponta do dedo. Para o maior, abrir os braços até 70 cm.

I: você conhece a palavra mimetização? O que ela significa?
Ver *slide* 6.15.

R: Mudança de cor para adaptação ao meio.

I: Continuando: recorde quais são as sete características gerais descritas sobre o camaleão.

OR: Marcar mais 120 segundos para que o participante escreva os nomes. Se houver dificuldade, poderá utilizar dicas. Se o participante não conseguir responder, mesmo após passadas as dicas, é necessário dizer a resposta correta, para que ele não fique desmotivado. Lembrar sempre que o treino tem o objetivo da aprendizagem sem erro e, além disso, há o intuito de gerar emoções positivas, por meio da motivação e do incentivo para a prática, principalmente quando surgirem dificuldades.

OR: Motivar – ao longo do treino deve-se incentivar o participante. Quanto maior a participação e envolvimento com o treino, melhor será seu processo de memorização.

R: 1. capacidade de mudar de cor; 2. tamanho da língua; 3. olhar 360°; 4. países onde são encontrados; 5. seu habitat natural; 6. do que se alimentam; 7. seu tamanho.

I: Agora, responda: qual o nome das personagens camaleão dos filmes lembrados?
Ver *slide* 6.16.

R: Rango e Pascal.

OR: Marcar mais 120 segundos para que o participante responda à pergunta, oralmente ou por escrito. Se houver dificuldade, poderá utilizar dicas.
Ver *slide* 6.17.

DICAS PARA O DIA A DIA

Pedir ao participante nomes de artistas e de filmes de sua preferência.

Fazer um esforço para lembrar o que acabamos de apresentar gera ganhos consideráveis em termos da memória de longa duração.

Parte V: MLP

I: Recordando: qual instrumento musical o cantor estava segurando?
Ver *slide* 6.18.

R: Um violão.
I: Ele tinha zíper na camisa?
R: Não.
I: O cabelo era comprido ou curto?
R: Curto.
I: Quantas orelhas apareceram na imagem?
R: Duas.
Usar o cronômetro para marcar 120 segundos para responder às perguntas.

OR: Se o participante não recordar, é possível dar dicas.

Se o participante não conseguir evocar mesmo após passadas as dicas, é necessário dar a resposta, para que ele não fique desmotivado. Lembrar sempre que o treino tem como objetivo a aprendizagem sem erro e, além disso, há o intuito de gerar emoções positivas, por meio da motivação e do incentivo para a prática, principalmente quando surgirem dificuldades.

Encerramento do treino

Ver *slide* 6.19.

Agradecer a participação, solicitar que se lembre da sequência de números que foram apresentados e que continue animado para o próximo treino.

Dica para atividade em casa

Solicitar ao participante para pesquisar sobre algum animal de que goste e trazer na próxima sessão com as seguintes informações: características físicas, habitat, alimentação, modo de vida, curiosidade (como um vídeo na internet).

TREINO DE MEMÓRIA 7

Parte I: seguir as condutas da apresentação geral

1. Minimizar distrações e interrupções

Um treino bem-sucedido necessita de ambiente tranquilo, de preferência sem interferências externas como celulares, fones de ouvido ou outros aparelhos alheios ao treino. Solicitar que os desligue durante o treino.

2. Motivar

Conscientizar sobre a necessidade e estimular a vontade de realizar o treinamento são ferramentas fundamentais antes e durante os treinos. A seguir, sugerimos algumas estratégias para trabalhar aspectos motivacionais:

- Falar sobre o objetivo do treino.
- Recordar a meta.
- Enaltecer os recursos do participante para conseguir atingi-la.
- Repassar (a partir do segundo treino) o que conseguiu até o momento.
- Realizar um sistema de recompensas utilizando elogios ou questionar sobre o que funcionaria como forma de gratificação etc.

3. Orientar de forma clara e objetiva

- Tempo e duração do treino, que será de aproximadamente 40 minutos;
- O que será realizado e quais são suas etapas.
- Como sugestão, fazer a entrega de uma folha de papel e lápis que servirão para completar o que será solicitado ao longo do treino.
- Identificação na folha de atividade (nome do participante e data da sessão).

Obs.: caso o participante seja analfabeto ou mesmo incapaz de escrever, solicitar ao acompanhante que o auxilie. Caso esteja sozinho, a ajuda será feita verbalmente ao longo do treino, do que deve ser memorizado
Ver *slide* 7.1.

Parte II: mLP, evocação e recordação

I: Você tem 2 minutos para recordar o que foi memorizado no treino anterior.
R: Cantor; animal: camaleão.

Após a recordação do artista e do animal, passar para a memorização do treino de memória 7.

I: Agora, você tem 2 minutos para memorizar o objeto: grampeador. A memorização desse objeto será cobrada no final deste treino e no início do próximo treino. Guarde-o.
Ver *slide* 7.2.

DICA DE MEMORIZAÇÃO

Ligar o objeto a um gesto realizado com as mãos (técnica mnemônica).

Parte III: atenção, MO, perspectiva figura e fundo

I: Agora, você tem 2 minutos para observar a imagem.
Ver *slide* 7.3.

R: Imagem com várias perspectivas diferentes: casarão e zíper ao centro, muro nas laterais, três janelas, duas no andar superior, fechadas, e uma embaixo, aberta.
Ver *slide* 7.4.

OR: Apresentar a imagem por 120 segundos, ressaltando junto com o participante as características gerais.

50 ESTIMULAÇÃO DA MEMÓRIA

DICAS DE MEMORIZAÇÃO
Ressaltar características: que imagem é essa? Quantas pessoas você consegue identificar? Quais objetos aparecem? (Técnica de repetição.)
Sugestão ao mediador: usar, além desta imagem, figuras de Gestalt com perspectivas diferentes: taça ao centro, casal de idosos (senhor careca e senhora cabelo branco e brinco de garrafa), um mexicano com violão, uma mulher segurando vaso na cabeça, uma mulher saindo de uma porta à direita, vários coelhos, sendo um coelho no centro, na parte inferior.

I: Responda às perguntas: 1. Diga o que você conseguiu observar assim que a imagem apareceu. 2. Agora cite e acrescente outros itens que identificou na imagem.
Ver *slide 7.5.*

I: Finalizamos nossa etapa inicial do treino relacionada principalmente com a atenção. Agora iniciaremos a parte da memória.
Ver *slide 7.6.*

Parte IV: MVi, Mv, MLP

I: Vou marcar 2 minutos para que você observe a imagem.
Ver *slide 7.7.*

R: Figura de uma fatia de bolo de chocolate com calda de chocolate e um morango fatiado decorativo.

I: Continuando: descreva os ingredientes necessários para fazer um bolo de chocolate.
Ver *slide 7.8.*

R: Ingredientes: 1. farinha de trigo; 2. açúcar; 3. leite; 4. ovos; 5. chocolate em pó; 6. fermento em pó.

OR: Após responder oralmente e/ou por escrito no papel.

Caso o participante não saiba os ingredientes da receita do bolo, perguntar se conhece alguma outra receita e pedir que cite os ingredientes.

I: Agora descreva os ingredientes necessários para fazer a calda do bolo de chocolate.

Ver *slide 7.9.*

R: Ingredientes: 1. chocolate em pó; 2. açúcar; 3. leite; 4. manteiga; 5. granulado a gosto.

OR: Marcar mais 120 segundos para que o participante responda, oralmente e/ou por escrito. Se houver dificuldade, poderão ser dadas dicas.

DICA DE MEMORIZAÇÃO

Perguntar se conhece alguma outra receita de calda e pedir que cite os ingredientes.

Ver *slides* 7.10 a 7.12.

I: Continuando: responda: qual das imagens apresentadas a seguir faz parte da receita do bolo e calda de chocolate?

R: Granulado (S), ovos (S), cebola (N), salsinha (N), açúcar cristal (S), tomate (N), leite (S), banana (N), fermento em pó (S), manteiga (S), queijo (N), farinha (S), azeitona (S), calda de chocolate (S), cereja (N), feijão (N), morango (S), chocolate em pó (S).

Mostrar as imagens aguardando as respostas.

I: Continuando: descreva e escreva quais são os itens da lista do supermercado para fazer o bolo e a calda de chocolate. R: Ingredientes do bolo e calda: 1. farinha de trigo; 2. fermento em pó; 3. chocolate em pó; 4. granulado a gosto; 5. açúcar; 6. leite; 7. ovos; 8. manteiga.

Ver *slide* 7.13.

OR: Marcar mais 120 segundos para que o participante responda e/ou escreva a lista de ingredientes. Se houver dificuldade, poderão ser dadas dicas.

Se o participante não conseguir evocar e nomear mesmo após passadas as dicas, é necessário dizer o nome do ingrediente faltante para que ele não fique desmotivado. Lembrar sempre que o treino tem como objetivo a aprendizagem sem erro e, além disso, há o intuito de gerar emoções positivas, por meio da motivação e do incentivo para a prática, principalmente quando surgirem dificuldades.

Ver *slide* 7.14.

DICAS PARA O DIA A DIA

Procure sempre anotar o passo a passo das receitas escolhidas e desenhar o prato (processo mnemônico gráfico, organização e planejamento).

Fazer um esforço para lembrar o que acabamos de apresentar gera ganhos consideráveis em termos da memória de longa duração.

Parte V: MLP

I: Agora, quero que você recorde o objeto apresentado no início deste treino. Ressalte a estratégia que você utilizou para memorizar.

Ver *slide* 7.15.

R: Grampeador.

Encerramento do treino

Ver *slide* 7.16.

Agradecer a participação, solicitar que memorize o que foi pedido e que continue animado para o próximo treino.

Dica para atividade em casa

Solicitar que o participante escreva receitas que conhece ou mesmo que se informe na sua casa ou com outras pessoas. Ele poderá trazê-las por escrito ou oralmente. Ou poderá fazer uma lista de supermercado com os ingredientes de limpeza, enlatados, etc.

TREINO DE MEMÓRIA 8

Parte I: Seguir as condutas da apresentação geral

1. Minimizar distrações e interrupções

Um treino bem-sucedido necessita de ambiente tranquilo, de preferência sem interferências externas como celulares, fones de ouvido ou outros aparelhos alheios ao treino. Solicitar que os desligue durante o treino.

2. Motivar

Conscientizar sobre a necessidade e estimular a vontade de realizar o treinamento são ferramentas fundamentais antes e durante os treinos. A seguir, sugerimos algumas estratégias para trabalhar aspectos motivacionais:

- Falar sobre o objetivo do treino.
- Recordar a meta.
- Enaltecer os recursos do participante para conseguir atingi-la.
- Repassar (a partir do segundo treino) o que conseguiu até o momento.
- Realizar um sistema de recompensas utilizando elogios ou questionar sobre o que funcionaria como forma de gratificação etc.

3. Orientar de forma clara e objetiva

- Tempo e duração do treino, que será de aproximadamente 40 minutos.
- O que será realizado e quais são suas etapas.
- Como sugestão, fazer a entrega de uma folha de papel e lápis que servirão para completar o que será solicitado ao longo do treino.
- Identificação na folha de atividade (nome do participante e data da sessão).

Obs.: caso o participante seja analfabeto ou mesmo incapaz de escrever, solicitar ao acompanhante que o auxilie. Caso esteja sozinho, a ajuda será feita verbalmente ao longo do treino, do que deve ser memorizado.

Parte II: mLP, evocação e recordação

I: Você tem 2 minutos para recordar o que foi memorizado no treino anterior.
Ver *slide* 8.1.

R: Grampeador.

Após a recordação do objeto, passar para a memorização do treino de memória 8.
I: Agora, você tem 2 minutos para memorizar este sentimento: alegria. A memorização desse sentimento será cobrada no final deste treino e no início do próximo treino. Guarde-o.
Ver *slide* 8.2.

DICA DE MEMORIZAÇÃO

O participante deverá lembrar alguma situação vivida tendo experimentado esse sentimento (memória autobiográfica).

Parte III: atenção, flexibilidade mental e controle inibitório

I: Você vai observar por 2 minutos e depois responder às perguntas.
Ver *slide* 8.3.

I: Agora quero que você preste atenção: não leia as palavras escritas, somente fale as cores que aparecem.
Ver *slide* 8.4.

Apresentar a imagem e solicitar a resposta.
R: Vermelho; amarelo; verde; branco; azul.
I: Continuando: diga qual é a primeira cor que aparece na tela anterior e qual a palavra escrita?

Ver *slide* 8.5.

R: Cor vermelha, palavra branco.

OR: Após responder a cada pergunta oralmente e/ou por escrito no papel, realizar elogios e incentivar o sujeito, motivando-o.

Caso queira continuar, questione as outras palavras e cores.

I: Finalizamos nossa etapa inicial do treino relacionada principalmente com a atenção. Agora iniciaremos a parte da memória.

Ver *slide* 8.6.

Parte IV: MV, Mvl e mlp

I: Agora preste atenção nas imagens a seguir:

Ver *slides* 8.7 a 8.10.

I: Vou marcar um tempo para que você observe e relacione as figuras ao seu nome, idade e característica.

R: Maria, 16 anos, estudante; Arnaldo, 33 anos, engenheiro; Joana, 86 anos, cozinheira; Fernando, 9 meses, chorão; Priscila, 3 anos, comportada; Roberto, 78 anos, sapateiro.

DICAS DE MEMORIZAÇÃO
Para melhor fixação, perguntas e comentários podem ser feitos durante a apresentação das informações. Os exemplos dados poderão estar relacionados a pessoas conhecidas. (memória autobiográfica).
Exemplo: qual é a profissão do seu pai? Ele também é engenheiro? Conhece algum engenheiro? Quem é estudante na sua família? Quantos anos tem? Como se chama?
Usar o cronômetro para marcar 120 segundos e, após esse tempo, retirar a imagem.

I: Agora responda: qual foi a primeira imagem apresentada?

Ver *slide* 8.11.

R: Maria, 16 anos, estudante.

I: Qual o nome do vovô?

R: Roberto.

I: Quem está com a mão na orelha?

R: Fernando, chorão

I: Quem usa óculos?

R: Ninguém.

OR: Após responder a cada pergunta oralmente e/ou escrito no papel, realizar elogios e incentivar o sujeito, motivando-o.

I: Continuando: vou marcar 2 minutos para que você observe e relacione os nomes, as idades e as características de cada sujeito apresentado anteriormente.

Ver *slide* 8.12.

R: Maria, 16 anos, estudante; Arnaldo, 33 anos, engenheiro; Joana, 86 anos, cozinheira; Fernando, 9 meses, chorão; Priscila, 3 anos, comportada; Roberto, 78 anos, sapateiro.

OR: Marcar 120 segundos para que o participante relacione oralmente e/ou por escrito o que foi solicitado.

Se houver dificuldade, poderão ser dadas dicas.

Se o participante não conseguir evocar e nomear mesmo após passadas as dicas é necessário auxiliá-lo a relacionar para que ele não fique desmotivado. Lembrar sempre que o treino tem como objetivo a aprendizagem sem erro e, além disso, há o intuito de gerar emoções positivas, por meio da motivação e do incentivo para a prática, principalmente quando surgirem dificuldades.

I: Continuando: responda a quem pertence os objetos apresentados a seguir:

Ver *slide* 8.13.

R: Óculos: ninguém; sapato: Roberto; chupeta: Fernando; livro: Maria e Joana; bolsa: Maria e Joana; lápis: Maria e Arnaldo; chapéu de *chef*: Joana; anel: Maria e Joana; laço: Priscila; régua: Maria e Arnaldo.

OR: Se houver dificuldade, poderão ser dadas dicas.

Se o participante não conseguir evocar e relacionar os objetos às pessoas, mesmo após passadas as dicas, é necessário auxiliá-lo para que ele não fique desmotivado.

Lembrar sempre que o treino tem como objetivo a aprendizagem sem erro e, além disso, há o intuito de gerar emoções positivas, por meio da motivação e do incentivo para a prática, principalmente quando surgirem dificuldades. Ver *slide* 8.14.

DICAS PARA O DIA A DIA
Relacione pessoas do seu círculo de amizade às profissões que exercem com suas respectivas idades.
Fazer um esforço para lembrar o que acabamos de apresentar gera ganhos consideráveis em termos da memória de longa duração.

Parte V: MLP

I: Agora, quero que você recorde o sentimento apresentado no início do deste treino. Ressalte a estratégia que você utilizou para memorizar. Ver *slide* 8.15.

R: Alegria.

Encerramento do treino

Ver *slide* 8.16.

Agradecer a participação, solicitar que memorize o que foi pedido e que continue animado para o próximo treino.

Dica para atividade em casa

Lembrar de membros da família, amigos, pessoas mais distantes: seus nomes, idade e profissão. Tentar desenhar seus rostos para ajudá-lo na memorização ou um símbolo que faça referência a eles.

TREINO DE MEMÓRIA 9

Parte I: seguir as condutas da apresentação geral

1. Minimizar distrações e interrupções

Um treino bem-sucedido necessita de ambiente tranquilo, de preferência sem interferências externas como celulares, fones de ouvido ou outros aparelhos alheios ao treino. Solicitar que os desligue durante o treino.

2. Motivar

Conscientizar sobre a necessidade e estimular a vontade de realizar o treinamento são ferramentas fundamentais antes e durante os treinos. A seguir, sugerimos algumas estratégias para trabalhar aspectos motivacionais:

- Falar sobre o objetivo do treino.
- Recordar a meta.
- Enaltecer os recursos do participante para conseguir atingi-la.
- Repassar (a partir do segundo treino) o que conseguiu até o momento.
- Realizar um sistema de recompensas utilizando elogios ou questionar sobre o que funcionaria como forma de gratificação etc.

3. Orientar de forma clara e objetiva

- Tempo e duração do treino, que será de aproximadamente 40 minutos.
- O que será realizado e quais são suas etapas.
- Como sugestão, fazer a entrega de uma folha de papel e lápis que servirão para completar o que será solicitado ao longo do treino.
- Identificação na folha de atividade (nome do participante e data da sessão).

Obs.: caso o participante seja analfabeto ou mesmo incapaz de escrever, solicitar ao acompanhante que o auxilie. Caso esteja sozinho, a ajuda será feita verbalmente ao longo do treino, do que deve ser memorizado.

Parte II: MLP, evocação e recordação

I: Você tem 2 minutos para recordar o que foi memorizado no treino anterior.
Ver *slide* 9.1.

Após a recordação do sentimento, passar para o treino de memória 9.
R: Alegria.
I: Agora, você tem 2 minutos para memorizar esta refeição: salada de tomate, bobó de camarão, nhoque, bife acebolado e bolo de chocolate. A memorização desta refeição será cobrada no final deste treino e no início do próximo treino. Guarde-os.
Ver *slide* 9.2.

DICA DE MEMORIZAÇÃO

Conversar sobre os pratos sugeridos com o participante, solicitando que informe de qual gosta mais ou menos. Cada participante poderá sugerir seu cardápio preferido.

Parte III: atenção, mcp e MVI

I: Atenção para a imagem a seguir:
Ver *slide* 9.3.

I: Agora, você tem 2 minutos para memorizar essa imagem.
Ver *slide* 9.4.

R: Imagens de sinais de trânsito: permitido andar de bicicleta; proibida ultrapassagem; presença de semáforo; via de mão dupla; vento forte; proibido estacionar; homens trabalhando; proibido seguir em frente; área escolar.
OR: Apresentar a imagem com os sinais de trânsito por 120 segundos e em seguida retirar.

60   ESTIMULAÇÃO DA MEMÓRIA

> **DICA DE MEMORIZAÇÃO**
>
> Perguntar sobre os sinais: quais são, se o participante os conhece, se já viu algum deles, onde podem ser encontrados.

OR: Motivar – ao longo do treino deve-se incentivar o participante.

I: Continuando, agora responderão às seguintes perguntas: quantos símbolos foram mostrados na tela?

Ver *slide* 9.5.

R: Nove símbolos.

I: Quais símbolos mostravam pessoas?

R: Andar de bicicleta, homens trabalhando, área escolar.

I: Existia algum símbolo de proibição?

R: Sim, 3: proibido estacionar, seguir em frente e ultrapassar o carro.

OR: Após responder a cada pergunta oralmente e/ou escrito no papel, realizar elogios e incentivar o sujeito, motivando-o.

> **DICA DE MEMORIZAÇÃO**
>
> Relacionar os símbolos com as situações, solicitar que acrescente outros que conhece ou desenhar os símbolos (memória declarativa explícita).

I: Finalizamos nossa etapa inicial do treino relacionada principalmente com a atenção. Agora iniciaremos a parte da memória.

Ver *slide* 9.6.

Parte IV: MVI

I: Vou marcar 2 minutos para que você observe e memorize as figuras abaixo, memorize a quantidade de pessoas apresentadas, as roupas e gênero.

Ver *slide* 9.7.

R: Mulher de vestido verde de festa, homem com uniforme de bombeiro, criança na formatura, homem de terno, mulher de tailleur, homem com skate, maratonista, mulher jogando tênis.

Ver *slide* 9.8.

OR: Usar o cronômetro para marcar 10 segundos para cada imagem e, após esse tempo, retirar.

I: Continuando: mantenha sua atenção na ordem de apresentação das imagens e procure associar as roupas aos países onde são encontradas. Ver *slide* 9.9.

OR: Usar o cronômetro para marcar 20 segundos e, após esse tempo, retirar a imagem. Ver *slides* 9.10 a 9.12.

DICA DE MEMORIZAÇÃO

Conversar com o participante sobre as roupas que foram apresentadas, as bandeiras dos países, solicitando que tente relacioná-los. Solicite também que informe sobre outras roupas e países que possa lembrar evocando sua memória autobiográfica. Faça junto com ele uma viagem, ajudando-o no processo de memorização.

I: Agora escreva o nome das figuras que você acabou de visualizar. Procure marcar na ordem que elas lhe foram apresentadas. R: Quimono: Japão; uniforme da Guarda Real: Reino Unido; burca: Emirados Árabes; uniforme da guarda: Vaticano; uniforme da seleção brasileira de futebol: Brasil; túnica e turbante: Nepal.

OR: Marcar mais 120 segundos para que o participante escreva os nomes. Se houver dificuldade, poderá novamente utilizar as dicas.
I: Muito bem! Vamos a mais um exercício, não desista!
Ver *slide* 9.13.

OR: Motivar – ao longo do treino deve-se incentivar o participante.
I: Continuando, agora responderão às seguintes perguntas: na primeira parte do treino, quantas pessoas apareceram?
Ver *slide* 9.14.

R: 8.
I: Qual a cor do vestido de festa?
R: Verde.

I: Quantas pessoas aparecem usando capacete?
R: Uma.
I: Quantas aparecem usando óculos?
R: Duas.

Ver *slide* 9.15.

I. Qual o número que aparece no capacete do bombeiro?
R: 2.
I. A saia que a executiva estava usando era curta ou comprida?
R: Nos joelhos.
I. Qual era a expressão do rapaz de terno?
R: Sério.
I. Qual a cor da saia do uniforme da jogadora de tênis?
R: É um short branco.

Ver *slide* 9.16.

I: Diga qual é o número que aparece colado na camiseta do maratonista.
R: 2300.
I: Diga o que a criança está segurando.
R: Um cachorro de pelúcia.
I: Diga quantas pessoas aparecem cobrindo a cabeça.
R: Três.
I: Diga qual é a cor do gorro do skatista.
R: Vermelho.

OR: Se o participante não recordar todas as respostas, é possível dar dicas.

Se o participante não conseguir evocar mesmo após passadas as dicas, é necessário dar as respostas para que ele não fique desmotivado. Lembrar sempre que o treino tem o objetivo a aprendizagem sem erro e, além disso, há o intuito de gerar emoções positivas, por meio da motivação e do incentivo para a prática, principalmente quando surgirem dificuldades.

Ver *slide* 9.17.

DICAS PARA O DIA A DIA
Pedir ao participante para relacionar esportes aos seus respectivos uniformes.
Fazer um esforço para lembrar o que acabamos de apresentar gera ganhos consideráveis em termos da memória de longa duração.

Parte V: MLP

I: Agora, quero que você recorde e repita a refeição apresentada no início do deste treino. Ressalte a estratégia que você utilizou para memorizar.
Ver *slide* 9.18.

R: Salada de tomate, bobó de camarão, nhoque, bife acebolado e bolo de chocolate.

Encerramento do treino

Ver *slide* 9.19.
Agradecer a participação, solicitar que memorize o que foi pedido e que continue animado para o próximo treino.

Dica para atividade em casa

Solicite ao participante que escreva ou mesmo lembre o cardápio do seu almoço e jantar. Quais pratos são seus preferidos? O que gostaria de comer? Quais pratos não aprecia?

TREINO DE MEMÓRIA 10

Parte I: seguir as condutas da apresentação geral

I. Minimizar distrações e interrupções

Um treino bem-sucedido necessita de ambiente tranquilo, de preferência sem interferências externas como celulares, fones de ouvido ou outros aparelhos alheios ao treino. Solicitar que os desligue durante o treino.

2. Motivar

Conscientizar sobre a necessidade e estimular a vontade de realizar o treinamento são ferramentas fundamentais antes e durante os treinos. A seguir, sugerimos algumas estratégias para trabalhar aspectos motivacionais:

- Falar sobre o objetivo do treino.
- Recordar a meta.
- Enaltecer os recursos do participante para conseguir atingi-la.
- Repassar (a partir do segundo treino) o que conseguiu até o momento.
- Realizar um sistema de recompensas utilizando elogios ou questionar sobre o que funcionaria como forma de gratificação etc.

3. Orientar de forma clara e objetiva

- Tempo e duração do treino, que será de aproximadamente 40 minutos.
- O que será realizado e quais são suas etapas.
- Como sugestão, fazer a entrega de uma folha de papel e lápis que servirão para completar o que será solicitado ao longo do treino.
- Identificação na folha de atividade (nome do participante e data da sessão).

Obs.: caso o participante seja analfabeto ou mesmo incapaz de escrever, solicitar ao acompanhante que o auxilie. Caso esteja sozinho, a ajuda será feita verbalmente ao longo do treino, do que deve ser memorizado.

Parte II: mLP, evocação e recordação

I: Você tem 2 minutos para recordar o que foi memorizado no treino anterior.
Ver *slide* 10.1.

R: Refeição: salada de tomate, bobó de camarão, nhoque, bife acebolado e bolo de chocolate.
Após a recordação da refeição, passar para a memorização do treino de memória 10.
I: Agora, você tem 2 minutos para memorizar a frase: "O rato rasgou a roupa do rei de Roma". A memorização desta frase será cobrada no final deste treino e no início do próximo treino. Guarde-a.
Ver *slide* 10.2.

DICA DE MEMORIZAÇÃO

Lembrar e associar outras palavras com a letra R, tentar associar à história do rei, motivando o participante.

Parte III: atenção, MO

I: Agora, você tem 2 minutos para observar esta imagem e responder: descubra os animais, colocando em ordem as letras das palavras a seguir.
Ver *slide* 10.3.

OR: Apresentar cada palavra isoladamente, questionando o reconhecimento individual de cada animal (organização perceptual).

I: 1. TARO: rato; 2. LAEFETNE: elefante; 3. LOQEUIS: esquilo; 4. FIARGA: girafa; 5. VOLACA: cavalo.
I: Agora, escreva quais eram os animais apresentados anteriormente. Procure marcar na ordem que eles lhe foram apresentados.

I: Agora, você tem 2 minutos para soletrar ao contrário as seguintes palavras:
Ver *slide* 10.4.

✓ MUNDO – O D N U M
✓ FLOR – R O L F
✓ AMIGO – O G I M A

OR: Se o participante não conseguir soletrar, passar dicas. Se ainda assim houver dificuldade, é necessário dizer a resposta para que ele não fique desmotivado. Lembrar sempre que o treino tem como objetivo a aprendizagem sem erro e, além disso, há o intuito de gerar emoções positivas, por meio da motivação e do incentivo para a prática, principalmente quando surgirem dificuldades

I: Finalizamos nossa etapa inicial do treino relacionada principalmente com a atenção. Agora iniciaremos a parte da memória.
Ver *slide* 10.5.

Parte IV: MVi, MLP

I: Vou marcar 2 minutos para que você observe a imagem.
Ver *slide* 10.6.

OR: Mostrar a imagem.
Ver *slide* 10.7.

I: Continuando: descreva os esportes, local onde se realizam, quais objetos são *necessários* para sua execução e quantas pessoas participam de cada modalidade.
R: Polo aquático, voleibol, basquete, futebol americano.
OR: Marcar mais 120 segundos para que o participante responda, oralmente e/ou por escrito. Se houver dificuldade, poderão ser dadas dicas.
I: Continuando: descreva os esportes, local onde se realizam, quais objetos são necessários para sua execução e quantas pessoas participam de cada modalidade.
Ver *slide* 10.8.

R: Beisebol, hóquei no gelo, tênis de mesa e futebol.

OR: Marcar mais 120 segundos para que o participante responda, oralmente e/ou por escrito. Se houver dificuldade, poderão ser dadas dicas.

I: Continuando, agora responda: quais são os esportes que apareceram? Ver *slide* 10.9.

R: Polo aquático, voleibol, basquete, futebol americano, beisebol, hóquei no gelo, tênis de mesa, futebol.

I: O que eles possuem em comum?

R: Times.

I: Quantos jogadores são necessários para cada modalidade desses esportes? Ver *slide* 10.10.

R: Polo aquático: 7, voleibol de praia: 2 ou 4, basquete: 5, futebol americano: 11, beisebol: 9, hóquei no gelo: 5, tênis de mesa: 1 ou 2, futebol: 11.

I: Identifique o esporte de acordo com a imagem.

Ver *slide* 10.11.

R: Beisebol, futebol, sinuca, futebol americano, hóquei no gelo, tênis, voleibol, tênis de mesa, golfe, basquete, boliche, voleibol de praia.

I. Identifique o esporte de acordo com os equipamentos.

Ver *slide* 10.12.

R: Beisebol, futebol americano, tênis, hóquei no gelo, polo aquático, tênis de mesa.

OR: Se o participante não conseguir responder mesmo após passadas as dicas, é necessário dizer a resposta para que ele não fique desmotivado. Lembrar sempre que o treino tem como objetivo a aprendizagem sem erro e, além disso, há o intuito de gerar emoções positivas, por meio da motivação e do incentivo para a prática, principalmente quando surgirem dificuldades.

DICA PARA O DIA A DIA

Pedir ao participante relacionar esportistas conhecidos aos seus respectivos esportes (p. ex., Pelé – futebol, Ayrton Senna – Fórmula 1, Daiane dos Santos – ginástica olímpica).

Ver *slide* 10.13.

Fazer um esforço para lembrar o que acabamos de apresentar gera ganhos consideráveis em termos da memória de longa duração.

Parte V: MLP

I: Agora, quero que você recorde a frase apresentada no início deste treino. Ressalte a estratégia que você utilizou para memorizar.
Ver *slide* 10.14.

R: O rato rasgou a roupa do rei de Roma.

Encerramento do treino

Ver *slide* 10.15.
Agradecer a participação, solicitar que memorize o que foi pedido e que continue animado para o próximo treino.

Dica para atividade em casa

Perguntar ao participante seu esporte preferido, com qual esporte teve contato e qual gostaria de experimentar. Procurar uma reportagem ou artigo sobre seu esporte preferido para comentar na próxima sessão.

TREINO DE MEMÓRIA 11

Parte I: seguir as condutas da apresentação geral

1. Minimizar distrações e interrupções

Um treino bem-sucedido necessita de ambiente tranquilo, de preferência sem interferências externas como celulares, fones de ouvido ou outros aparelhos alheios ao treino. Solicitar que os desligue durante o treino.

2. Motivar

Conscientizar sobre a necessidade e estimular a vontade de realizar o treinamento são ferramentas fundamentais antes e durante os treinos. A seguir, sugerimos algumas estratégias para trabalhar aspectos motivacionais:

- Falar sobre o objetivo do treino.
- Recordar a meta.
- Enaltecer os recursos do participante para conseguir atingi-la.
- Repassar (a partir do segundo treino) o que conseguiu até o momento.
- Realizar um sistema de recompensas utilizando elogios ou questionar sobre o que funcionaria como forma de gratificação etc.

3. Orientar de forma clara e objetiva

- Tempo e duração do treino, que será de aproximadamente 40 minutos;
- O que será realizado e quais são suas etapas.
- Como sugestão, fazer a entrega de uma folha de papel e lápis que servirão para completar o que será solicitado ao longo do treino.
- Identificação na folha de atividade (nome do participante e data da sessão).

70 ESTIMULAÇÃO DA MEMÓRIA

Obs.: caso o participante seja analfabeto ou mesmo incapaz de escrever, solicitar ao acompanhante que o auxilie. Caso esteja sozinho, a ajuda será feita verbalmente ao longo do treino, do que deve ser memorizado.

Parte II: evocação, recordação MLP

I: Você tem 2 minutos para recordar a frase do treino anterior.
Ver *slide* 11.1.

R: O rato rasgou a roupa do rei de Roma.
OR: Após a recordação da frase, passar para a memorização do treino de memória 11.
Ver *slide* 11.2.

I: Agora, você tem 2 minutos para memorizar as palavras. A memorização destas palavras será cobrada no final deste treino e no início do próximo treino. Guarde-as.
R: Azul, caneta, Eva, goiaba.

DICA DE MEMORIZAÇÃO

Sugerir a construção de uma frase com as palavras, ressaltando-as.

Parte III: atenção, evocação e MLP

I: Agora, você tem 2 minutos para memorizar esta imagem e depois responder a algumas perguntas.
Ver *slide* 11.3.

Apresentar a imagem por 2 minutos e em seguida retirar.
Conferir com o participante os números, símbolos e suas cores.
Ver *slide* 11.4.

I: Continuando, agora responda às seguintes perguntas: diga qual é o número correspondente ao símbolo (raio).
Ver *slide* 11.5.

R: 1.

I: Diga o símbolo correspondente ao número 3.

Ver *slide* 11.6.

R: Proibido.

OR: Após responder a cada pergunta oralmente e/ou por escrito no papel, realizar elogios e incentivar o sujeito, motivando-o.

DICA DE MEMORIZAÇÃO

Você poderá continuar com mais perguntas sobre os símbolos apresentados anteriormente.

I: Finalizamos nossa etapa inicial do treino relacionada principalmente com a atenção. Agora iniciaremos a parte da memória.

Ver *slide* 11.7.

Parte IV: MVI, MV, controle inibitório, flexibilidade mental

I: Vou ler uma lista de palavras e solicitar que bata palma cada vez que ouvir a palavra "gato".

Ver *slide* 11.8.

OR: Falar algumas outras palavras e quando falar "gato", bater palmas como exemplo ao participante.

✓ GOTA	RATO	VACA
✓ PATO	CÃO	RATO
✓ BOTA	GATO	GATO
✓ GATO	GAMO	PATO
✓ RATO	PATO	CÃO
✓ CÃO	GOTA	BOTA
✓ GAMO	BOTA	RATO
✓ GATO	CÃO	GOTA
✓ BOTA	GOTA	BOTA
✓ GOTA	GAMO	GATO
✓ RATO	CÃO	PATO
✓ GAMO	PATO	GATO

OR: Ler a lista e aguardar que bata palmas. Caso não consiga, explicar novamente até que o participante consiga executar o que foi solicitado.

I: Vou ler uma lista de palavras e te solicitar que bata palma cada vez que ouvir o nome de um animal, mas não a palavra "gato".

Ver *slide* 11.9.

OR: Novamente dar algum exemplo para que o participante entenda claramente.

✓ GOTA	RATO	VACA
✓ PATO	CÃO	RATO
✓ BOTA	GATO	GATO
✓ GATO	GAMO	PATO
✓ RATO	PATO	CÃO
✓ CÃO	GOTA	BOTA
✓ GAMO	BOTA	RATO
✓ GATO	CÃO	GOTA
✓ BOTA	GOTA	BOTA
✓ GOTA	GAMO	GATO
✓ RATO	CÃO	PATO
✓ GAMO	PATO	GATO

OR: Ler a lista e aguardar que bata palmas. Caso não consiga, explicar novamente até que o participante consiga executar o que foi solicitado.

Ver *slide* 11.10.

I: Muito bem! Vamos a mais um exercício, não desista!

OR: Motivar – ao longo do treino deve-se incentivar o participante.

I: Vou solicitar que leia rápido as palavras que serão apresentadas a seguir, mas, quando encontrar a palavra "roupa", você não pode ler. Deverá dizer o nome de uma peça de roupa, sem repeti-la até o final do exercício.

Ver *slide* 11.11.

OR: Antes de iniciar a leitura, novamente dê um exemplo para que o participante não tenha dúvida ao realizar o exercício.

Exemplo: aveia, Maria, roupa (calça), luva, banana, azul.

I: Leia:
Ver *slide* 11.12.

R: ROUPA, UVA, ROUPA, AMARELO, VERMELHO, CAQUI, ROUPA, ROSA, ROUPA, BRANCO, BANANA, ABACAXI, ROUPA, ROXO, MELANCIA, ROUPA, AZUL, LIMÃO, VERDE, AMORA, PRETO, CINZA, ROUPA, LILÁS, ROUPA, MELÃO, MARROM, ROUPA, PERA, MARROM, MAÇÃ, ROUPA.

OR: Apresentar a lista de palavras e solicitar que leia, seguindo as instruções. Caso não consiga, explicar novamente até que o participante consiga executar o que foi solicitado.

I: Vou solicitar que leia rápido as palavras que serão apresentadas a seguir, mas quando encontrar algum nome de fruta, você não poderá ler. Deverá substituir o nome pela palavra "fruta" até o final do exercício.

Ver *slide* 11.13.

OR: Antes de iniciar a leitura, novamente dê um exemplo para que o participante não tenha dúvida ao realizar o exercício.

Exemplo: aveia, Maria, roupa, luva, banana (fruta), azul.

I: Leia:
Ver *slide* 11.14.

R: ROUPA, UVA, ROUPA, AMARELO, VERMELHO, CAQUI, ROUPA, ROSA, ROUPA, BRANCO, BANANA, ABACAXI, ROUPA, ROXO, MELANCIA, ROUPA, AZUL, LIMÃO, VERDE, AMORA, PRETO, CINZA, ROUPA, LILÁS, ROUPA, MELÃO, MARROM, ROUPA, PERA, MARROM, MAÇÃ, ROUPA.

OR: Apresentar a lista de palavras e solicitar que leia, seguindo as instruções. Caso não consiga, explicar novamente até que o participante consiga executar o que foi solicitado.

I: Vou solicitar que leia rápido as palavras que serão apresentadas a seguir, mas quando encontrar o nome de uma cor, você não pode ler. Deverá substituir o nome pela cor apresentada até o final do exercício.

Ver *slide* 11.15.

OR: Antes de iniciar a leitura, novamente dê um exemplo para que o participante não tenha dúvida ao realizar o exercício.

Exemplo: aveia, Maria, roupa, luva, banana, azul (cor).
I: Leia:
Ver *slide* 11.16.

R: ROUPA, UVA, ROUPA, AMARELO, VERMELHO, CAQUI, ROUPA, ROSA, ROUPA, BRANCO, BANANA, ABACAXI, ROUPA, ROXO, MELAN-CIA, ROUPA, AZUL, LIMÃO, VERDE, AMORA, PRETO, CINZA, ROUPA, *LILÁS*, ROUPA, MELÃO, MARROM, ROUPA, PERA, MARROM, MAÇÃ, ROUPA.

OR: Apresentar a lista de palavras e solicitar que leia, seguindo as instruções. Caso não consiga, explicar novamente até que o participante consiga executar o que foi solicitado.

OR: Motivar – ao longo do treino deve-se incentivar o participante.
Ver *slides* 11.17 e 11.18.

DICA PARA O DIA A DIA

Pedir ao participante ler um texto qualquer e tentar bater palmas ao escolher uma palavra para ser substituída.

Parte V: MLP

I: Agora, quero que você recorde e repita a sequência de palavras apresentadas no início deste treino. Ressalte a estratégia que você utilizou para memorizar. R: Azul caneta, Eva, goiaba.

Encerramento do treino

Ver *slide* 11.19.
Agradecer a participação, solicitar que memorize o que foi pedido e que continue animado para o próximo treino.

Dica para atividade em casa

Elaborar uma lista de supermercado por categorias, por exemplo: laticínios, embutidos, frutas, verduras etc.

TREINO DE MEMÓRIA 12

Parte I: seguir as condutas da apresentação geral

1. Minimizar distrações e interrupções

Um treino bem-sucedido necessita de ambiente tranquilo, de preferência sem interferências externas como celulares, fones de ouvido ou outros aparelhos alheios ao treino. Solicitar que os desligue durante o treino.

2. Motivar

Conscientizar sobre a necessidade e estimular a vontade de realizar o treinamento são ferramentas fundamentais antes e durante os treinos. A seguir, sugerimos algumas estratégias para trabalhar aspectos motivacionais:

- Falar sobre o objetivo do treino.
- Recordar a meta.
- Enaltecer os recursos do participante para conseguir atingi-la.
- Repassar (a partir do segundo treino) o que conseguiu até o momento.
- Realizar um sistema de recompensas utilizando elogios ou questionar sobre o que funcionaria como forma de gratificação etc.

3. Orientar de forma clara e objetiva

- Tempo e duração do treino, que será de aproximadamente 40 minutos.
- O que será realizado e quais são suas etapas.
- Como sugestão, fazer a entrega de uma folha de papel e lápis que servirão para completar o que será solicitado ao longo do treino.
- Identificação na folha de atividade (nome do participante e data da sessão).

ESTIMULAÇÃO DA MEMÓRIA

Obs.: caso o participante seja analfabeto ou mesmo incapaz de escrever, solicitar ao acompanhante que o auxilie. Caso esteja sozinho, a ajuda será feita verbalmente ao longo do treino, do que deve ser memorizado.

Parte II: atenção, percepção

I: Você tem 2 minutos para recordar a sequência de palavras do treino anterior.
Ver *slide* 12.1.

R: Azul, caneta, Eva, goiaba.
Após a recordação da sequência de palavras, passar para a memorização do treino de memória 12.
I: Agora, você tem 2 minutos para memorizar esta carta de baralho. A memorização desta carta será cobrada no final deste treino e no início do próximo treino. Guarde-a. R: Ás de copas.
Ver *slide* 12.2.

DICA DE MEMORIZAÇÃO

Sugerir uma associação com as outras cartas do baralho. Relacionar com o valor da carta em jogos (pôquer, truco) e com a sua cor.

I: Agora, você tem 2 minutos para observar esta imagem e depois responder:
Ver *slide* 12.3.

I: Perguntar o que o participante vê. Percebe a imagem em movimento? Concentrar o olhar no centro do quadrado e verificar se o participante percebe a ilusão do movimento.
Ver *slide* 12.4.

I: Finalizamos nossa etapa inicial do treino relacionada principalmente com a atenção. Agora iniciaremos a parte da memória.
Ver *slide* 12.5.

TREINO DE MEMÓRIA | 2   77

Parte III: Atenção, MO, MCP, MLP, distrator

I: Agora, você tem 2 minutos para memorizar esta imagem. R: Sofá (3.000,00), sorvete (20,00), carro (52.000,00), TV (1.000,00). Ver *slide* 12.6.

OR: Apresentar a imagem por 2 minutos e em seguida retirar.

I: Agora, você tem 2 minutos para memorizar esta imagem. R: Celular (850,00), escova de cabelos (130,00), cadeira (210,00), computador (958,00). Ver *slide* 12.7.

OR: Apresentar a imagem por 2 minutos e em seguida retirar.

> **DICA DE MEMORIZAÇÃO**
>
> Junto com o participante, analisar os objetos e preços apresentados. Pedir que dê exemplos de outros objetos com seus respectivos preços, ajudando na memorização das imagens apresentadas.

I: Continuando: agora responda às seguintes perguntas: qual o item de maior valor? Ver *slide* 12.8.

R: Carro.
I: Qual o item de menor valor?
R: Sorvete.
I: Qual a cor do sofá?
R: Vermelha.
I: Qual foi o último item?
R: Computador.
I: Quantos itens apareceram?
R: 8.
I: Qual a cor do carro?
R: Vermelha.
I: Qual era o sabor do sorvete?
R: Morango.
I: Qual era a marca da TV?
R: Não aparece.

OR: Após responder a cada pergunta oralmente e/ou por escrito no papel, realizar elogios e incentivar o sujeito, motivando-o.

Ao longo do treino deve-se incentivar o participante.

Marcar mais 120 segundos para que o participante responda e/ou escreva as respostas. Se houver dificuldade, poderão ser dadas dicas.

Se o participante não conseguir responder mesmo após passadas as dicas, é necessário dizer a resposta para que ele não fique desmotivado. Lembrar sempre que o treino tem como objetivo a aprendizagem sem erro e, além disso, há o intuito de gerar emoções positivas, por meio da motivação e do incentivo para a prática, principalmente quando surgirem dificuldades.

I: Vou ler uma lista de palavras para você memorizar. Escute com muita atenção.

Ver *slide* 12.9.

I: Atenção: ESFERA, POSTE, BICICLETA, MONTANHA, URSO, CASA, DIREÇÃO, AZEITE, CADERNO, JANELA, ESTRADA, OFICINA, PIRULI-TO, SAPO, ARROZ, JARRA, SAPATO, LUZ, POMADA, MAR, MÚSICA, CA-QUI, LIXO, PEIXE, SALADA, PRIMAVERA, RUBI.

Ver *slide* 12.10.

I: Vou ler outra lista de palavras e depois você vai responder quais destas palavras foram lidas anteriormente. Escute com muita atenção.

Ver *slide* 12.11.

I: Atenção: SAPO (sim); MÚSICA (sim); PORTA (não); MAR (sim); AR-ROZ (sim); BICICLETA (sim); CARRO (não); LAGOA (não); URSO (sim); MELANCIA (não); ARMÁRIO (não); SALADA (sim); OFICINA (sim); RUA (não).

Ver *slide* 12.12.

OR: Ler a lista de palavras e aguardar que vá respondendo o que foi solicitado anteriormente. Caso não consiga, explicar novamente até que o participante seja capaz executar o que foi solicitado. A lista poderá ser lida mais uma vez até que o participante consiga responder.

Se o participante não conseguir responder mesmo após passadas as dicas, é necessário dizer a resposta para que ele não fique desmotivado. Lembrar sempre que o treino tem como objetivo a aprendizagem sem erro e, além disso, há o intuito de gerar emoções positivas, por meio da motivação e do incentivo para a prática, principalmente quando surgirem dificuldades.

OR: Motivar – ao longo do treino deve-se incentivar o participante.

Ver *slide* 12.13.

DICA PARA O DIA A DIA

Antes de comprar, compare os preços e relembre seus valores.

Fazer um esforço para lembrar o que acabamos de apresentar gera ganhos consideráveis em termos da memória de longa duração.

Parte V: MLP

I: Agora, quero que você recorde e repita o que foi apresentado no início deste treino. Ressalte a estratégia que você utilizou para memorizar.

Ver *slide* 12.14.

R: Ás de copas.

Encerramento do treino

Ver *slide* 12.15.

Agradecer a participação, solicitar que se lembre da sequência de números que foram apresentados e que continue animado para o próximo treino.

Dica para atividade em casa

Solicite ao participante que lembre algum jogo de baralho, como se joga, o valor das cartas e as regras a serem seguidas, explicando-o.

REFERÊNCIAS BIBLIOGRÁFICAS

1. Klein SB, Robertson TE, Delton AW. Facing the future: memory as an evolved system for planning future acts. Memory & Cognition. 2010;38:13-22.
2. Lent R. Cem bilhões de neurônios? Conceitos Fundamentais de Neurociência. Atheneu; 2004.
3. Zaragoza MS, Mitchell KJ, Payment K, Drivdahl S. False memories for suggestions: the impact of conceptual elaboration. Journal of Memory and Language. 2011;64(1):18-31.
4. Atkinson RC, Shiffrin RM. Human memory: a proposed system and its control processes. In: Spence KW, Spence JT, editores. The psychology of learning and motivation. New York: Academic Press; 1968. p. 89-195.
5. Jacoby LL. Remembering the data: analyzing interactive processes in reading. Journal of Verbal Learning and Verbal Behavior. 1983;22:485-508.
6. Cohen RA, Salloway S, Zawacki T. Aspectos neuropsiquiátricos dos transtornos de atenção. In: Yudofsky SC, Hales RE. Neuropsiquiatria e neurociências na prática clínica, 4. ed. Porto Alegre: Artmed; 2006.
7. Sohlberg MM, Mateer CA. Reabilitação cognitiva: uma abordagem neuropsicológica integrada. São Paulo: Santos; 2011. Parte II: caps. 5 a 9.
8. Lezak MD. Neuropsychological assessment. New York: Oxford University Press; 2004.
9. Wilson B. Reabilitação da memória – Integrando teoria e prática. Porto Alegre: Artmed; 2011. p. 304.
10. Izquierdo I. Memória. 2. ed. Porto Alegre: Artmed; 2011. p. 7.
11. Gordon B. Neuropsychology and advances inmemory function. Current Opinion in Neurology. 1997;10:306-12.
12. Dalla Barba G, Mantovan MC, Cappelletti JY, Denes G. Temporal gradient in confabulation. Cortex. 1998;34(3):417-26.
13. Izquierdo I, Medina JH, Vianna MRM, Izquierdo LA, Barros DM. Separate mechanisms for short-and long term memory. Behav Brain Res. 1999;103:1-11.
14. Assed MM, Carvalho MKHV, Rocca CCA, Serafim AP. Memory training and benefits for quality of life in the elderly: a case report. Dement Neuropsychol. 2016;10(2):152-5.
15. Caprio-Prevette MD, Efry PS. Memory enhancement program for community based older adults: development and evaluation. Experimental Aging Research. 1996;22:281-304.
16. Dittman-Kohli F, Lachman ME, Kliegl R, Baltes PB. Effects of cognitive training and testing on intellectual efficacy beliefs in elderly adults. J Gerontol. 1991;46(4):162-4.
17. Troyer AK. Improving memory knowledge, satisfaction, and functioning via an education and intervention program for older adults. Aging, Neuropsychology & Cognition. 2001;8(4):256-68.

18. West RL, Bramblett JP, Welch DC, Bellott B. Memory training for the elderly: an intervention designed to improve memory skills and memory evaluation. Paper presented at the Cognitive Aging Conference. Atlanta; 1992.
19. Rocca CCA, Oliveira GMR, Ribeiro LP, Assed MM, Carvalho MKHV, Sertori PLCF. Reabilitação neuropsicológica para crianças e adolescentes com transtornos mentais: aspectos gerais. In: Boarati MA, Pantano T, Scivoletto S. Psiquiatria da infância e adolescência: cuidado multidisciplinar. Barueri: Manole; 2016. p. 579-601.

ÍNDICE REMISSIVO

A

Acesso à informação 3
Afazeres domésticos 9
Alimentação 10
Analfabeto 24
Ansiedade 9
Aprendizagem associativa 5
Armazenagem 3
Aspectos motivacionais 35
Associação por imagens 26
Atenção 1, 14
  e memória 3
  em mais de uma atividade simulta-
    neamente 10
  e evocação e MLP 70
  e percepção 76
  sustentada, concentrada, seletiva 30
Atividade
  em casa 17, 28, 34, 40, 47
  física 9
Avaliação final 7

B

Brotamento 4

C

Categorização 15, 22, 23, 25
Condutas 24, 29
Conexões neuronais 1
Controle inibitório 54
  flexibilidade mental 71
Córtex cerebral 1

D

Degeneração da memória 5
Dica de memorização 14, 19, 25, 36,
  42-44, 49-51, 54, 59, 60, 65, 70,
  71, 76, 77
Dicas para o dia a dia 57
Distrações 11
  e interrupções 13, 18, 24, 29, 35, 41,
    48, 64, 69, 75
Distrator 43
  e reconhecimento tardio 20

E

Emoções 1
Encerramento do treino 17, 28, 34, 40,
  47, 52, 57, 63, 68, 74, 79
Estimulação e reorganização das funções cognitivas 7
Estímulos
  auditivos 7
  incondicionados 5
  visuais 7
Evocação e recordação 17, 19, 25, 30,
  36, 42, 49, 54, 59
Exercício atencional 7

F

Ficha de participação 8
Flexibilidade mental 54
Fragmentos de memórias 5
Função cognitiva 1
  trabalhada 6

ÍNDICE REMISSIVO

I

Incapaz de escrever 24
Interrupções 11

J

Julgamento crítico 1

L

Linguagem 1, 2

M

Mediação 6
Memória 3
  associativa e não associativa 5
  bases neuropsicológicas e neurofuncionais 1
  de curta ou de longa duração 4
  de trabalho 4
  declarativa 4
  de procedimentos 4
  implícita 4
  operacional 4
  procedural 4
  semântica 19
Memorização 1
  lenta 4
  rápida de curto prazo 4

O

Objetivo do treino 35
Objetos do dia a dia 34
Organização
  cognitiva 2
  e planejamento em geral 9
Orientação
  temporal e espacial 19, 36
  visuoespacial 14, 37
Orientações específicas 11

P

Percepção 1
Perspectiva figura e fundo 49
Planejamento de estratégias de comportamento e motricidade 1
Priming 4
Processamento cognitivo 1
Psicoeducação 6

R

Raciocínio
  abstrato 1
  lógico 1
Reconhecimento 3
Recuperação 3
Reflexos condicionados 5
Remodelagens cerebrais 4
Repetição de estímulos 5
Resgate 3
Retenção da informação 3

S

Semântica 4
Sensação 1
Sprouting 4

T

Trabalhos escolares 9
Treinamentos 8
Treino
  bem-sucedido 13
  de atenção e memória 7

W

Working memory 4

SLIDES

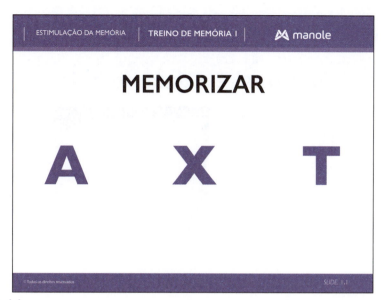

Slide 1.1

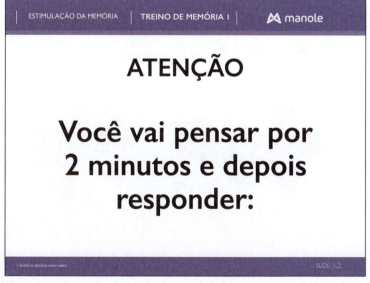

Slide 1.2

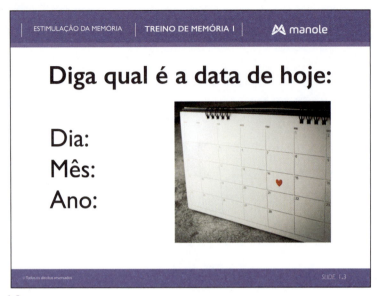

Slide 1.3

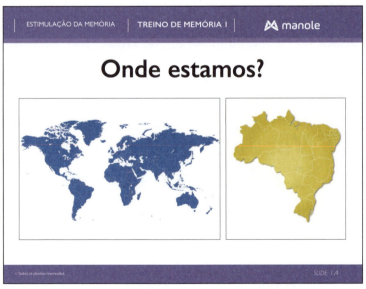

Slide 1.4

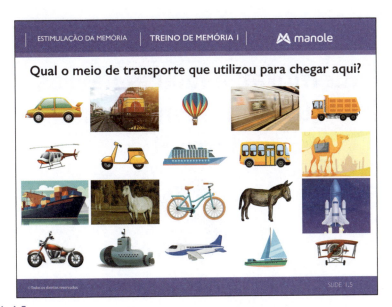

Slide 1.5

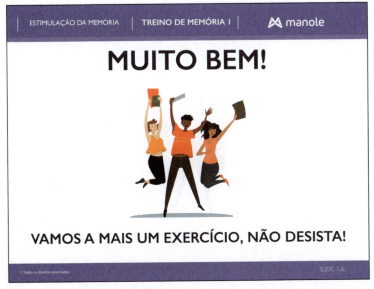

Slide 1.6

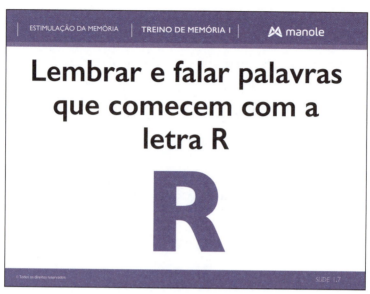

Slide 1.7

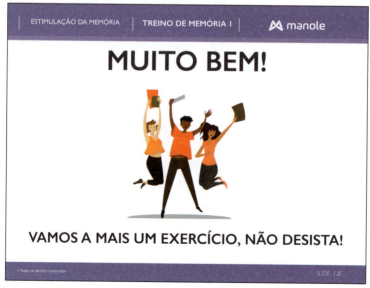

Slide 1.8

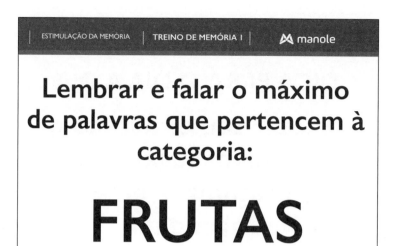

Slide 1.9

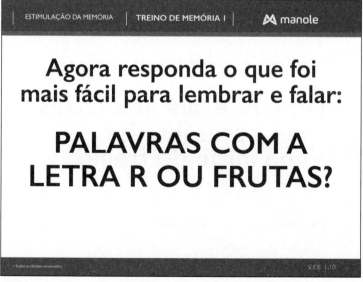

Slide 1.10

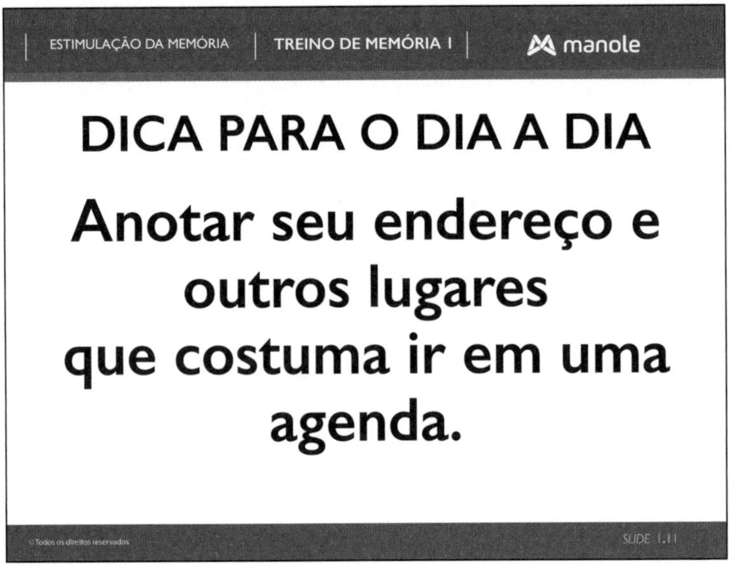
ESTIMULAÇÃO DA MEMÓRIA
TREINO DE MEMÓRIA I
manole
DICA PARA O DIA A DIA
Anotar seu endereço e
outros lugares
que costuma ir em uma
agenda.

Slide 1.11

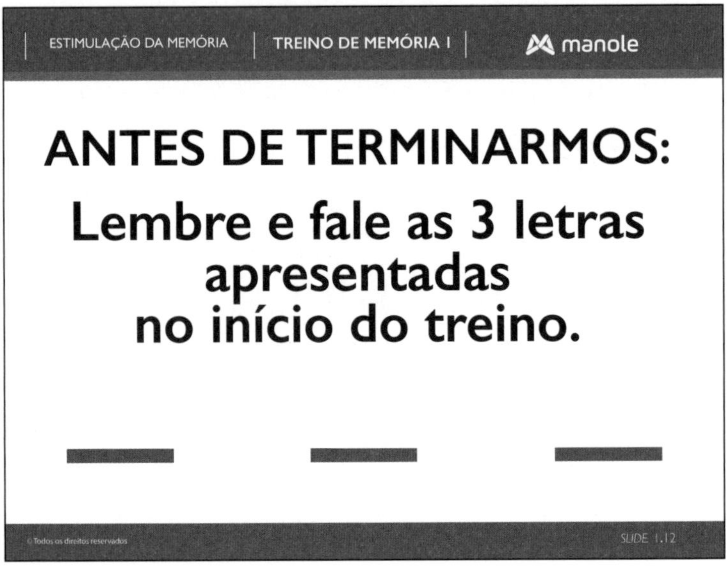
ESTIMULAÇÃO DA MEMÓRIA
TREINO DE MEMÓRIA I
manole
ANTES DE TERMINARMOS:
Lembre e fale as 3 letras
apresentadas
no início do treino.

Slide 1.12

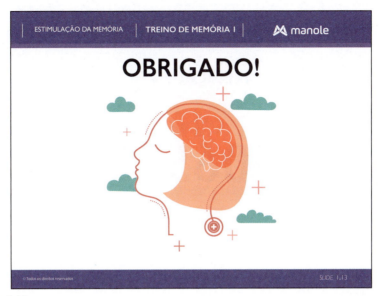

Slide 1.13

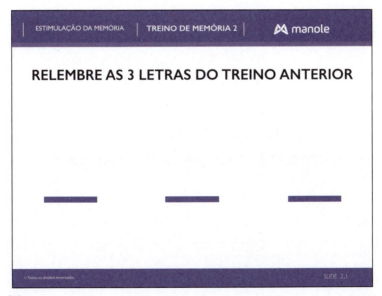

Slide 2.1

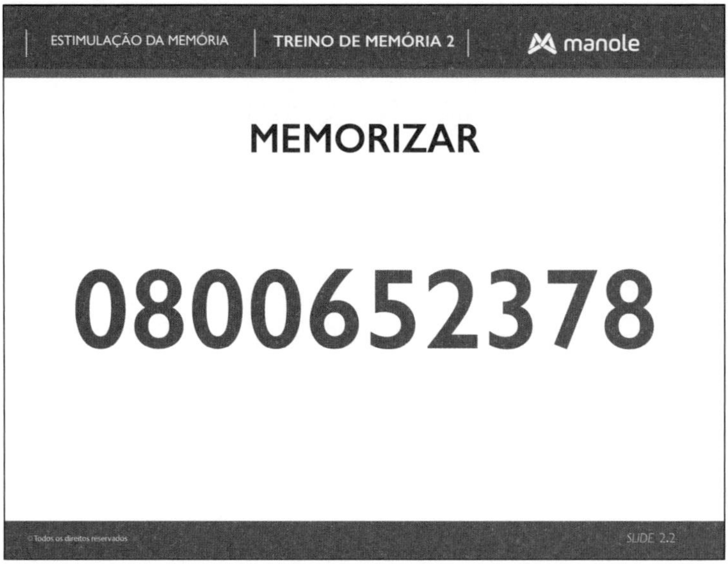

ESTIMULAÇÃO DA MEMÓRIA
TREINO DE MEMÓRIA 2
manole
MEMORIZAR
0800652378
Todos os direitos reservados
SLIDE 2.2

Slide 2.2

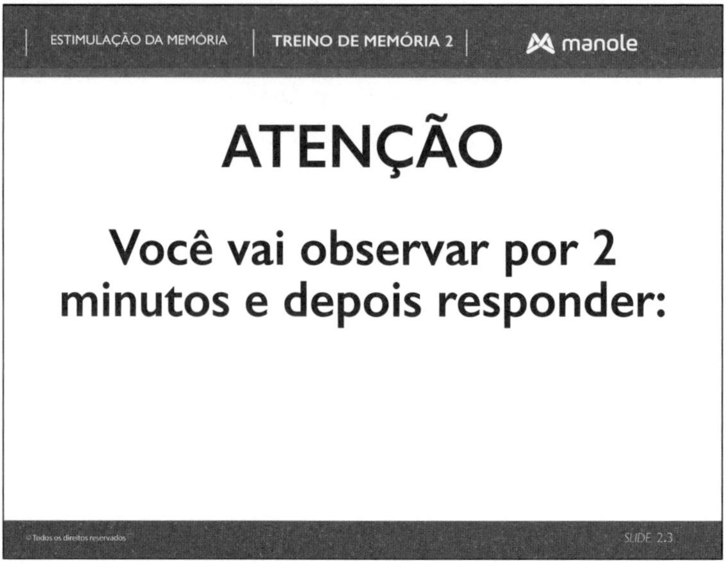
ESTIMULAÇÃO DA MEMÓRIA
TREINO DE MEMÓRIA 2
manole
ATENÇÃO
Você vai observar por 2 minutos e depois responder:
Todos os direitos reservados
SLIDE 2.3

Slide 2.3

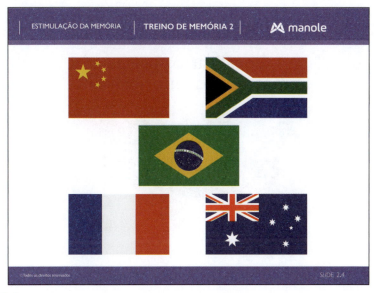

Slide 2.4

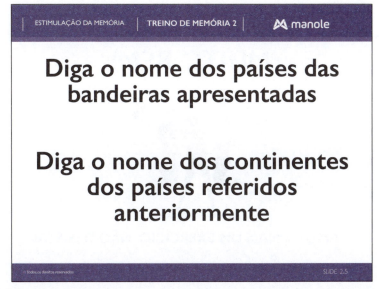

Slide 2.5

96 ESTIMULAÇÃO DA MEMÓRIA

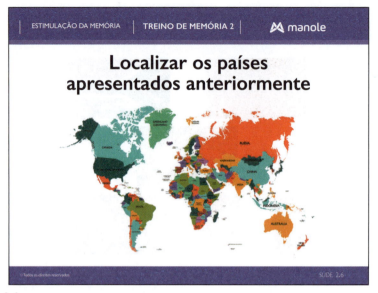

Slide 2.6

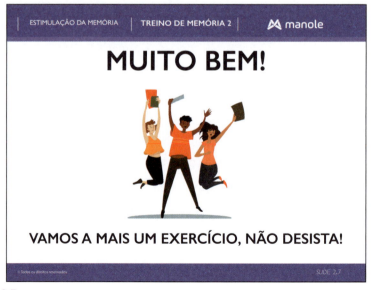

Slide 2.7

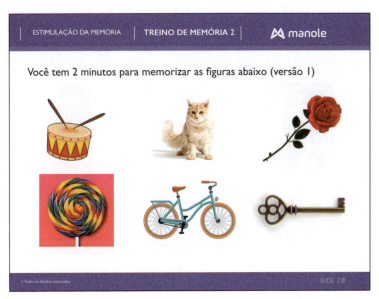

Slide 2.8

Slide 2.9

98 ESTIMULAÇÃO DA MEMÓRIA

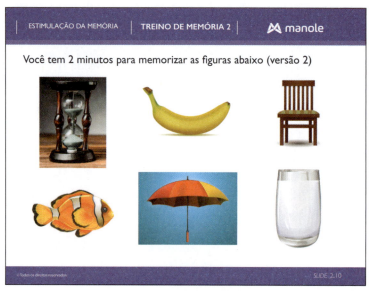

Slide 2.10

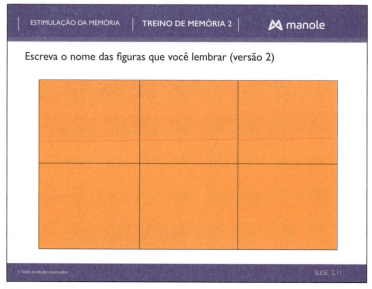

Slide 2.11

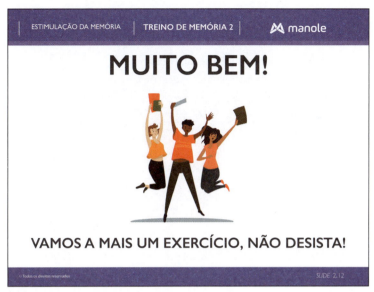

Slide 2.12

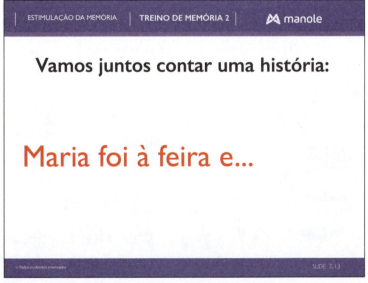

Slide 2.13

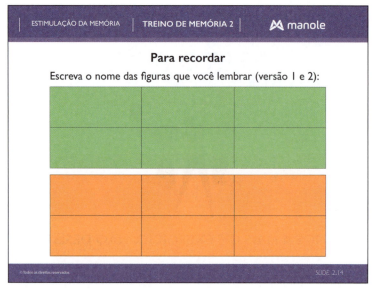

Slide 2.14

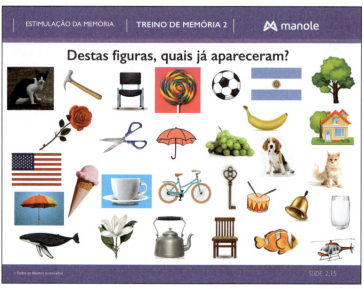

Slide 2.15

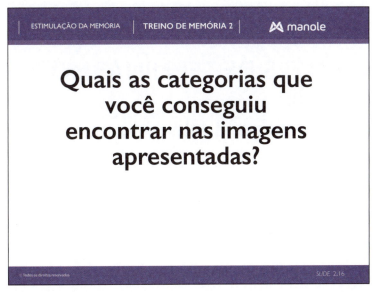

Slide 2.16

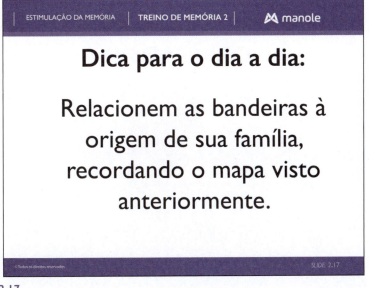

Slide 2.17

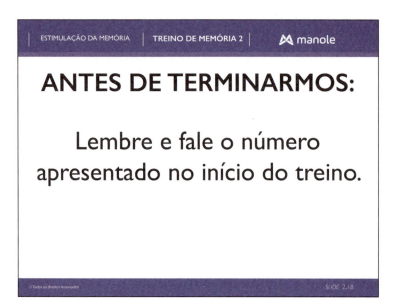

Slide 2.18

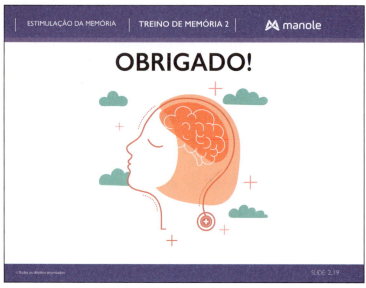

Slide 2.19

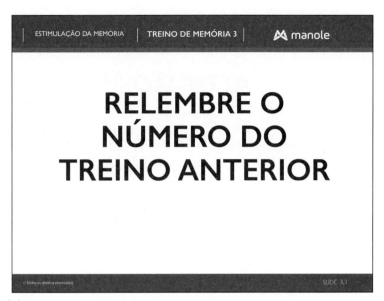

Slide 3.1

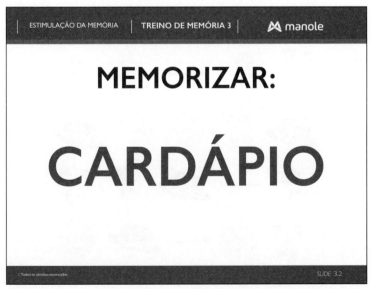

Slide 3.2

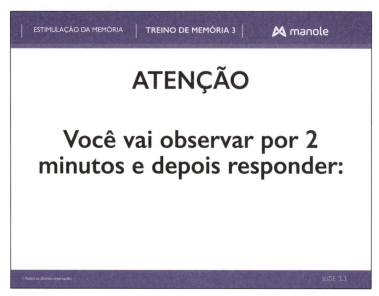

Slide 3.3

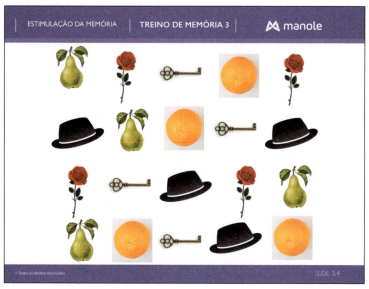

Slide 3.4

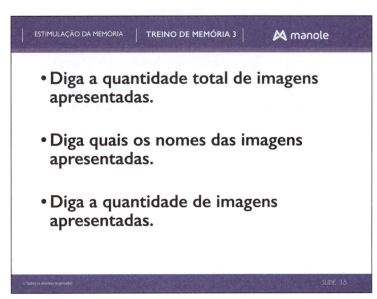

Slide 3.5

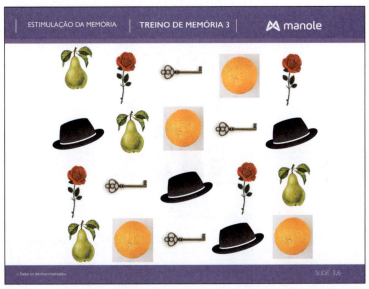

Slide 3.6

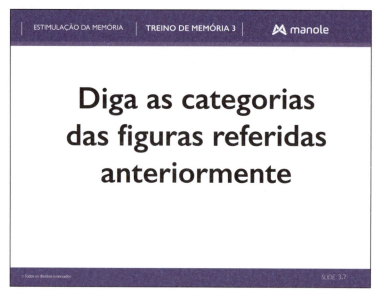

Slide 3.7

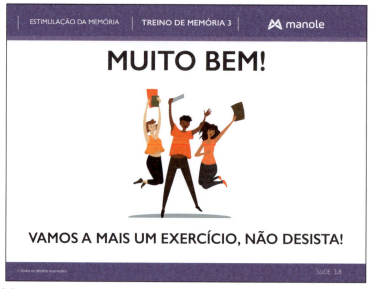

Slide 3.8

ESTIMULAÇÃO DA MEMÓRIA | TREINO DE MEMÓRIA 3 | manole

Você tem dois minutos para memorizar as figuras da versão A:

BAILARINA	GADO
CACHORRO	CAMPO
CHARUTO	REVÓLVER

Slide 3.9

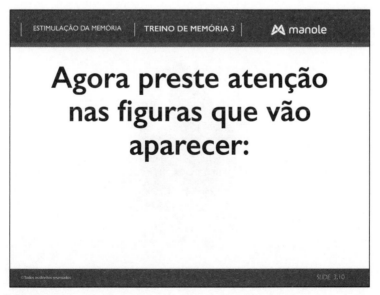

Agora preste atenção nas figuras que vão aparecer:

Slide 3.10

108 ESTIMULAÇÃO DA MEMÓRIA

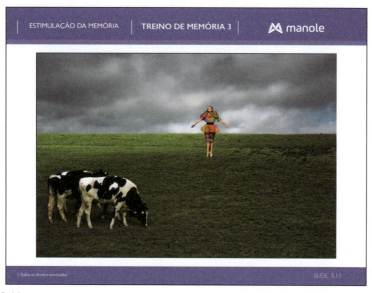

Slide 3.11

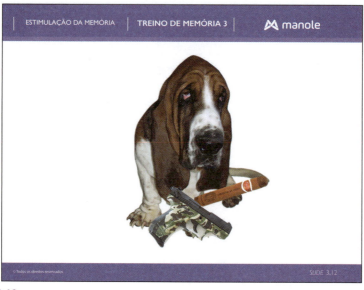

Slide 3.12

ESTIMULAÇÃO DA MEMÓRIA | TREINO DE MEMÓRIA 3 | manole

Quais foram as palavras apresentadas anteriormente na versão A?

SLIDE 3.13

Slide 3.13

ESTIMULAÇÃO DA MEMÓRIA | TREINO DE MEMÓRIA 3 | manole

Você tem dois minutos para memorizar as figuras da versão B:

NEVE	**ÁRVORE**
GATO	**ESTRADA**
GORRO	**PIANO**

SLIDE 3.14

Slide 3.14

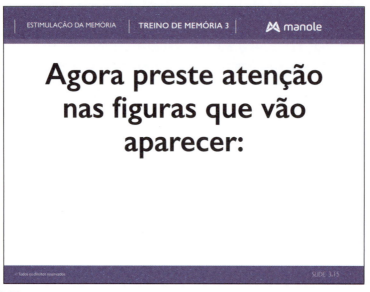

Slide 3.15

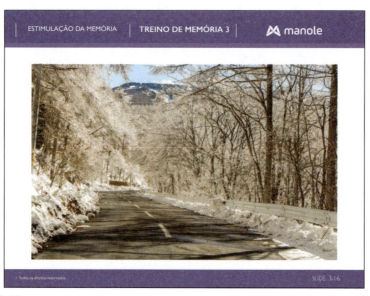

Slide 3.16

SLIDES 111

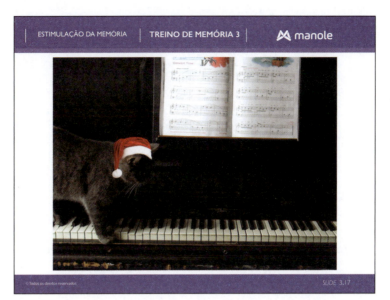

Slide 3.17

| ESTIMULAÇÃO DA MEMÓRIA | TREINO DE MEMÓRIA 3 | manole |

Quais foram as palavras apresentadas anteriormente na versão B?

Slide 3.18

112 ESTIMULAÇÃO DA MEMÓRIA

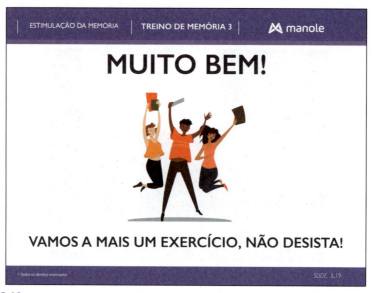

Slide 3.19

Vamos juntos relembrar todas as palavras que foram apresentadas nas versões A e B:

BAILARINA	GADO	NEVE	ÁRVORE
CACHORRO	CAMPO	GATO	ESTRADA
CHARUTO	REVÓLVER	GORRO	PIANO

Slide 3.20

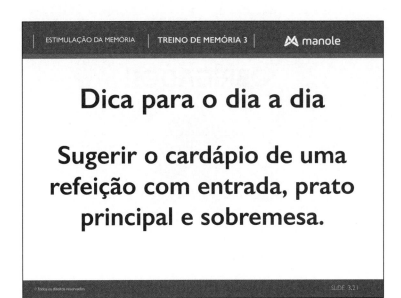

Slide 3.21

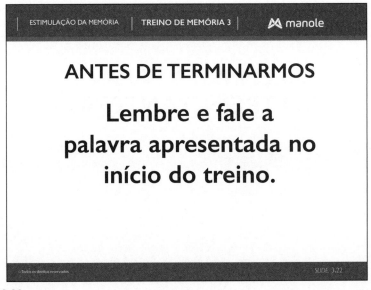

Slide 3.22

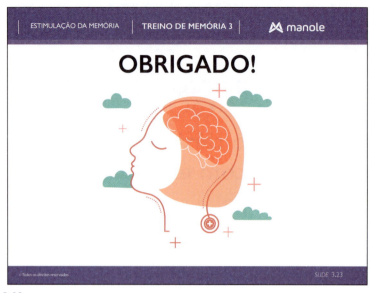

Slide 3.23

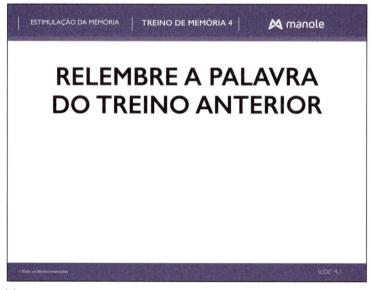

Slide 4.1

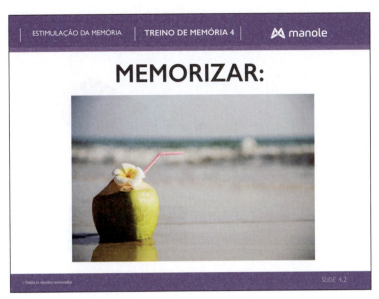

Slide 4.2

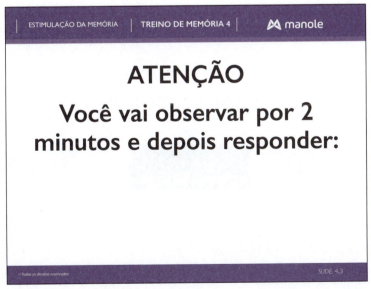

Slide 4.3

116 ESTIMULAÇÃO DA MEMÓRIA

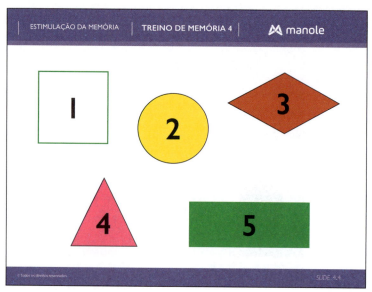

Slide 4.4

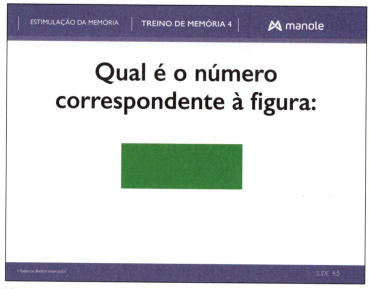

Slide 4.5

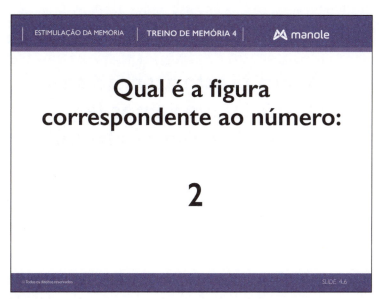

Slide 4.6

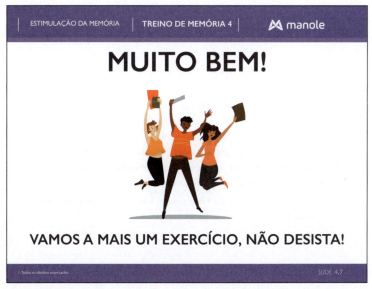

Slide 4.7

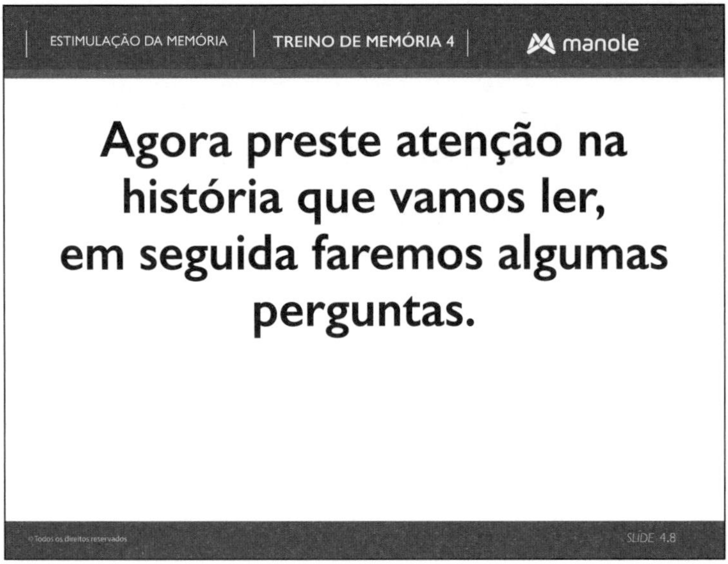
ESTIMULAÇÃO DA MEMÓRIA
TREINO DE MEMÓRIA 4
manole
Agora preste atenção na história que vamos ler, em seguida faremos algumas perguntas.
© Todos os direitos reservados
SLIDE 4.8

Slide **4.8**

ESTIMULAÇÃO DA MEMÓRIA
TREINO DE MEMÓRIA 4
manole
Conto O Rei Sapo
Era uma vez uma jovem princesa muito bela. No verão a princesa costumava passear na floresta perto do castelo e se refrescar com a água de um velho poço. Um dia ela sentou na beira do poço e ficou brincando com sua bola dourada, presente de seu querido pai. Por falta de sorte, a bola escapou de suas mãos e caiu no fundo do poço. A princesa caiu em prantos e lamentações, quando, ouviu uma voz pegajosa dizer:
— O que me darias se eu fosse buscar tua querida bola dourada no fundo do poço?
© Todos os direitos reservados
SLIDE 4.9

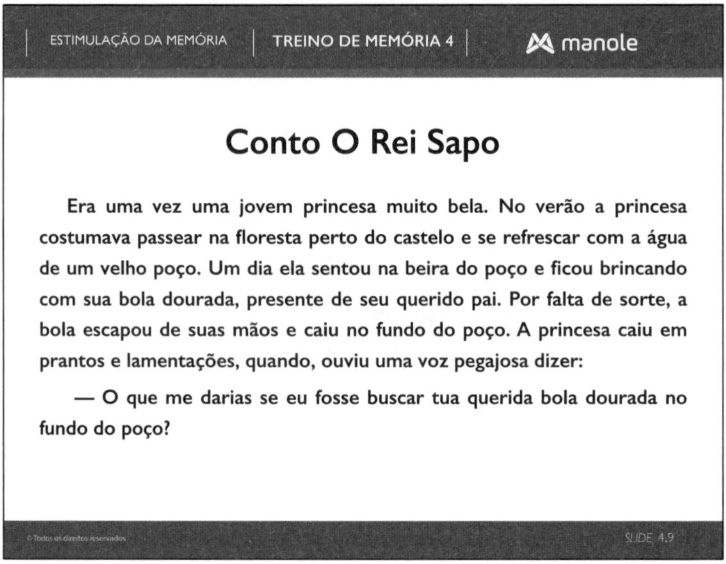

Slide **4.9**

SLIDES 119

ESTIMULAÇÃO DA MEMÓRIA | TREINO DE MEMÓRIA 4 | **Ẳ manole**

Olhando em volta de si, a princesa viu um sapo falante e lhe respondeu:

— O que quiseres, bondosa criatura: meus colares, minha coroa de ouro e muitos outros presentes.

— Não é o que eu quero. Eu quero que gostes de mim, brinques comigo, convides-me a sentar à tua mesa e deitar na tua cama. Consentirias?

A princesa achou o sapo bem tolo. Como ele podia querer ser o companheiro de diversão de um ser humano? Não era sensato! Mesmo assim, ela aceitou. Porém logo que a bola dourada voltou às suas mãos, a princesa correu para o castelo, esquecendo suas promessas.

Na hora do jantar a família escutou um barulho estranho vindo da entrada: "Splish! Splash!" A princesa, agitada, olhou e viu o sapo verde. Ela se precipitou e foi fechar a porta, mas a criatura continuava chamando-a.

SLIDE 4.10

Slide 4.10

ESTIMULAÇÃO DA MEMÓRIA | TREINO DE MEMÓRIA 4 | **Ẳ manole**

Vendo-a tão nervosa, o rei lhe fez algumas perguntas, e ela acabou contando a história. Quando terminou de falar, o rei ordenou que o anfíbio entrasse no castelo:

— Devemos sempre cumprir as nossas promessas!, disse ele.

À mesa, o sapo comeu no prato de ouro e bebeu no copo de prata da princesa. A jovem, enjoada, não conseguia mais engolir o seu jantar.

Na hora de dormir a princesa deitou em sua cama de baldaquino e fechou as cortinas. Mas o sapo pulou e se aconchegou no travesseiro de seda. A proximidade daquela pele viscosa repugnou a princesa, mas ela fechou os olhos e tentou dormir para fugir daquela situação insuportável.

SLIDE 4.11

Slide 4.11

120 ESTIMULAÇÃO DA MEMÓRIA

> ESTIMULAÇÃO DA MEMÓRIA | TREINO DE MEMÓRIA 4 | manole
>
> De manhãzinha, ao acordar, viu que o sapo estava transformando-se lentamente em um belo rapaz, com uma coroa na cabeça.
>
> — Bela princesa, obrigado. Há muito tempo uma malvada bruxa jogou um feitiço em cima de mim. A acolhida em teu castelo me livrou dele. Eu sou príncipe em meu país e gostaria que fosse minha esposa!
>
> O rei ficou muito feliz em celebrar as bodas de sua filha em grande pompa.
>
> O príncipe e a princesa tiveram seis filhos e viveram felizes para sempre!

Slide 4.12

> ESTIMULAÇÃO DA MEMÓRIA | TREINO DE MEMÓRIA 4 | manole
>
> ## Responda as perguntas:
>
> - Qual o título da história?
> - A princesa tinha irmãos?
> - Qual o seu brinquedo favorito?
> - Onde a bola havia caído?

Slide 4.13

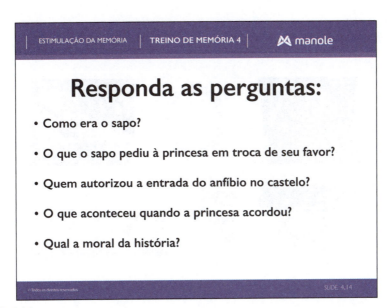

Slide 4.14

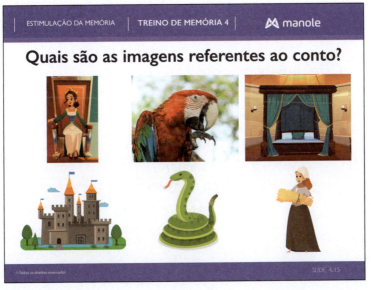

Slide 4.15

122 ESTIMULAÇÃO DA MEMÓRIA

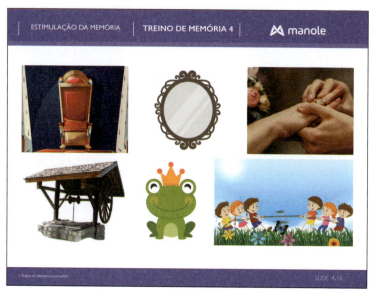

Slide 4.16

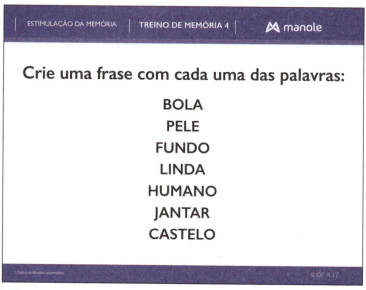

Slide 4.17

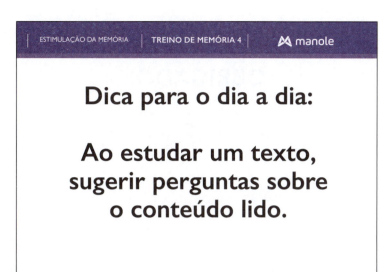

Slide 4.18

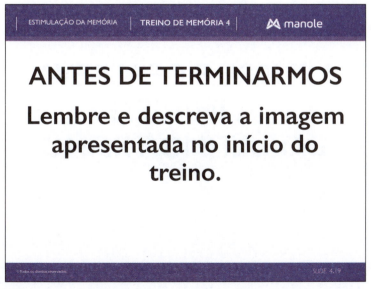

Slide 4.19

124 ESTIMULAÇÃO DA MEMÓRIA

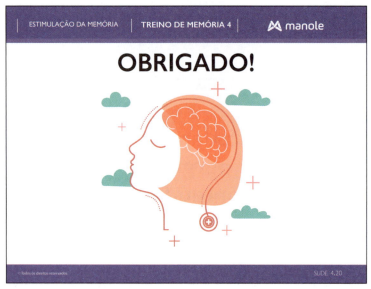

Slide 4.20

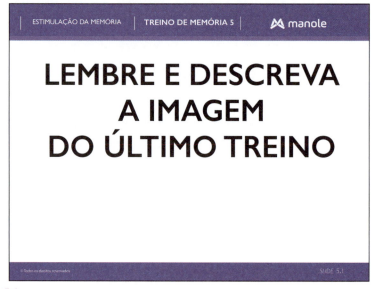

Slide 5.1

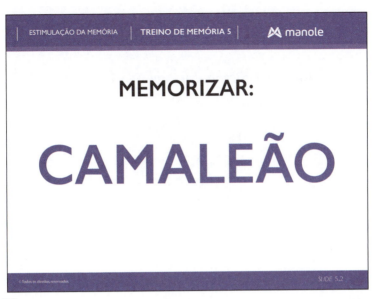

Slide 5.2

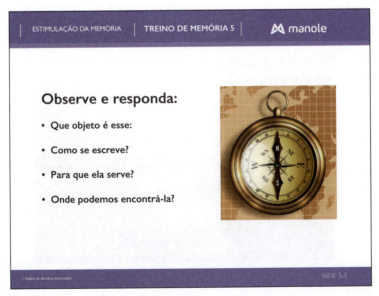

Slide 5.3

126 ESTIMULAÇÃO DA MEMÓRIA

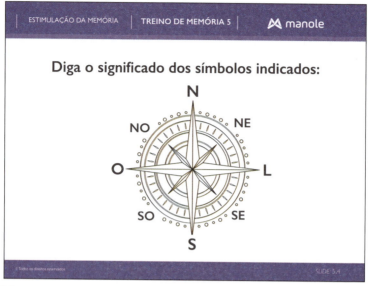

Slide 5.4

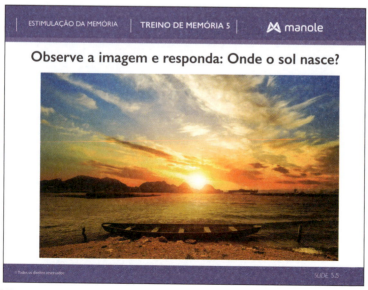

Slide 5.5

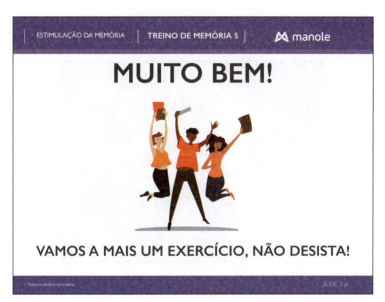

Slide 5.6

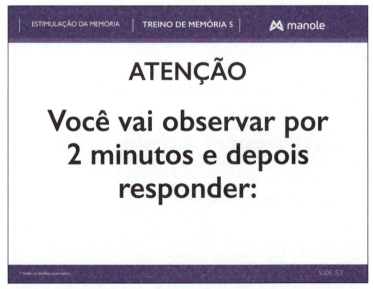

Slide 5.7

128 ESTIMULAÇÃO DA MEMÓRIA

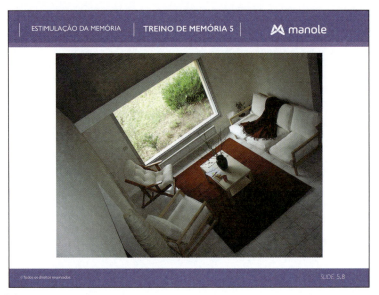

Slide 5.8

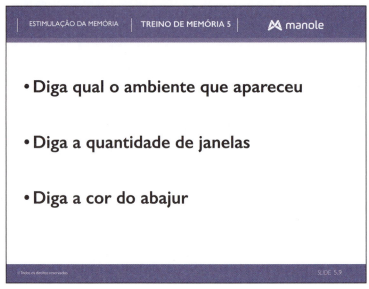

Slide 5.9

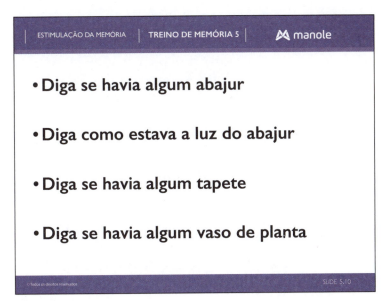

Slide 5.10

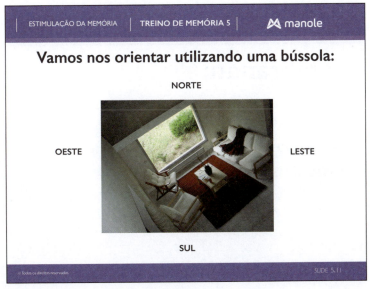

Slide 5.11

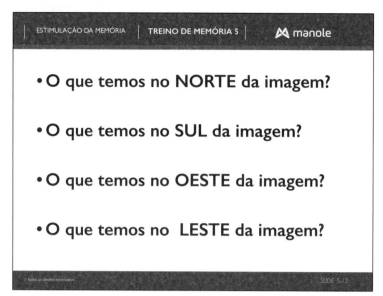

Slide 5.12

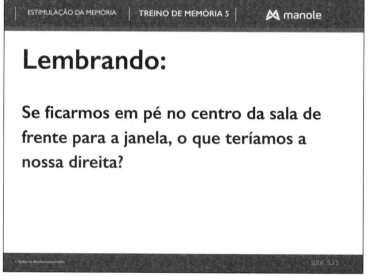

Slide 5.13

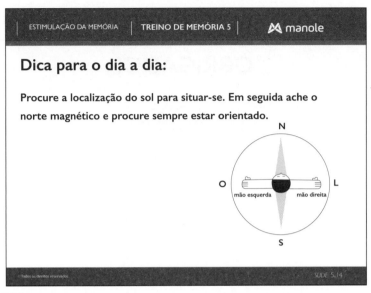

Slide 5.14

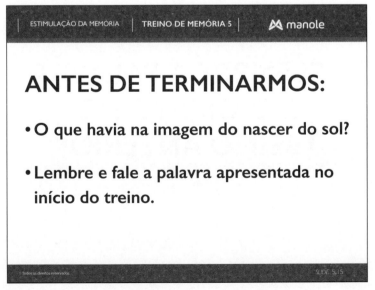

Slide 5.15

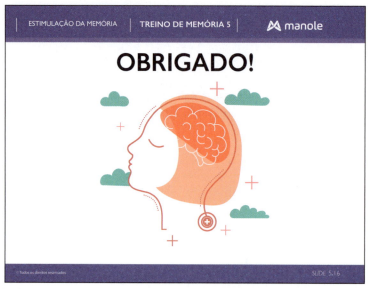
Slide 5.16

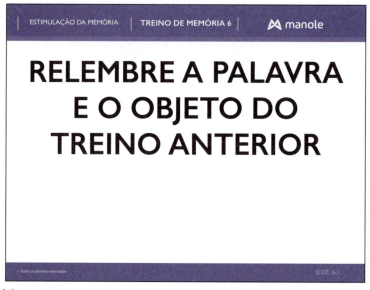
Slide 6.1

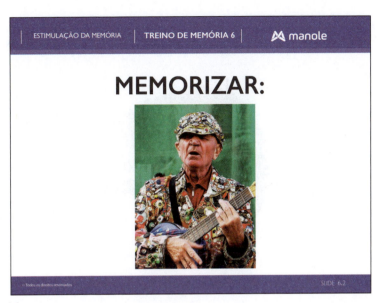

Slide 6.2

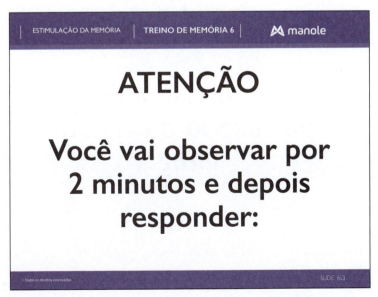

Slide 6.3

134 ESTIMULAÇÃO DA MEMÓRIA

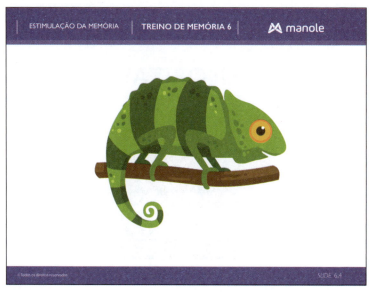

Slide 6.4

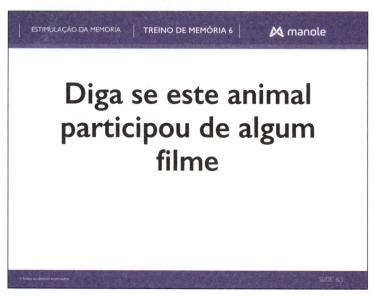

Slide 6.5

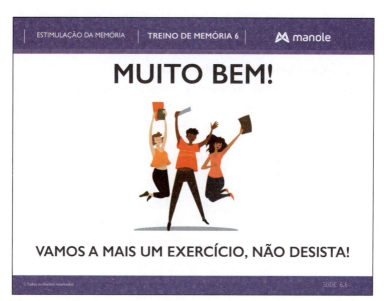

Slide 6.6

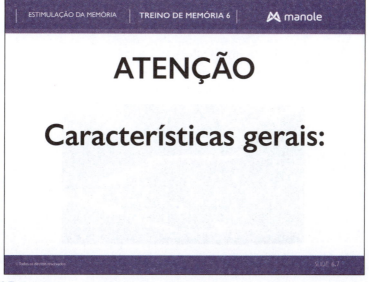

Slide 6.7

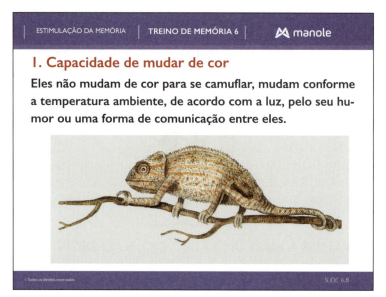

1. Capacidade de mudar de cor

Eles não mudam de cor para se camuflar, mudam conforme a temperatura ambiente, de acordo com a luz, pelo seu humor ou uma forma de comunicação entre eles.

Slide 6.8

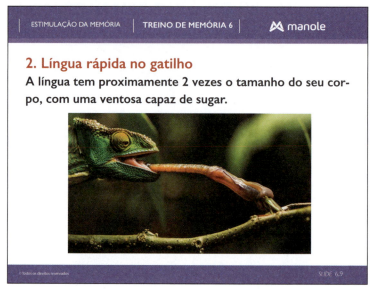

2. Língua rápida no gatilho

A língua tem proximamente 2 vezes o tamanho do seu corpo, com uma ventosa capaz de sugar.

Slide 6.9

| ESTIMULAÇÃO DA MEMÓRIA | TREINO DE MEMÓRIA 6 | manole

3. Olhar 360°
Seus olhos se movem 360° e focam dois objetos diferentes simultaneamente.

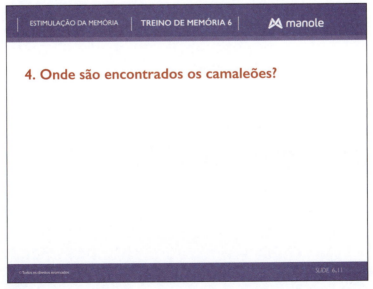

Slide 6.10

| ESTIMULAÇÃO DA MEMÓRIA | TREINO DE MEMÓRIA 6 | manole

4. Onde são encontrados os camaleões?

Slide 6.11

138 ESTIMULAÇÃO DA MEMÓRIA

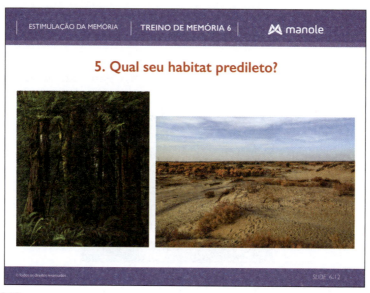

Slide 6.12

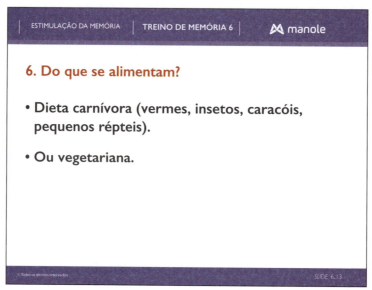

Slide 6.13

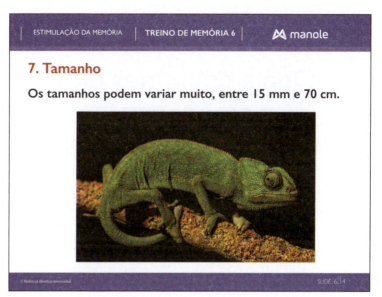

Slide 6.14

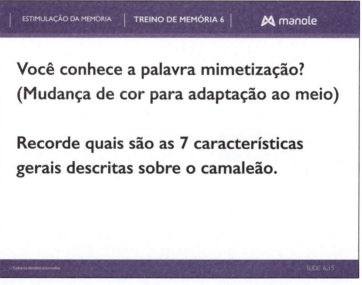

Slide 6.15

140 ESTIMULAÇÃO DA MEMÓRIA

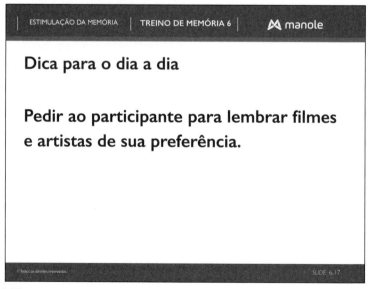

Slide 6.16

Slide 6.17

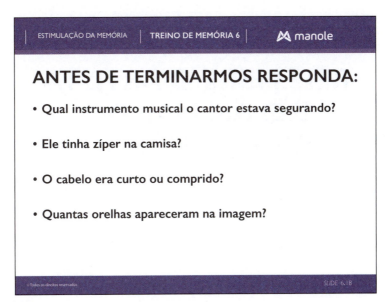

Slide 6.18

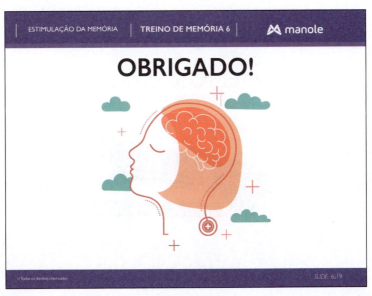

Slide 6.19

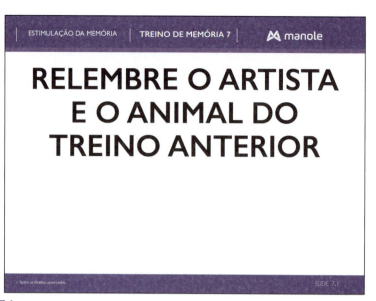

Slide 7.1

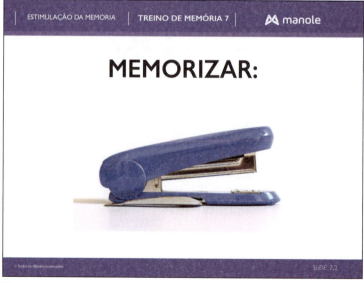

Slide 7.2

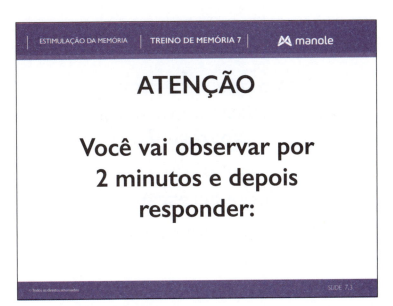

Slide 7.3

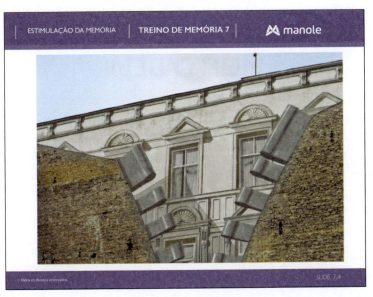

Slide 7.4

Slide 7.5

Diga o que você conseguiu observar assim que a imagem apareceu?

Agora cite e acrescente outros itens que identificou na imagem.

Slide 7.6

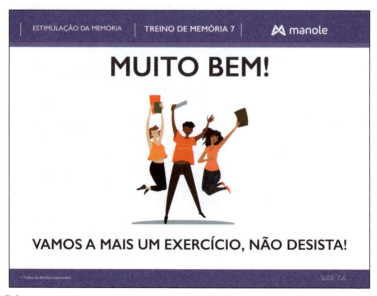

MUITO BEM!

VAMOS A MAIS UM EXERCÍCIO, NÃO DESISTA!

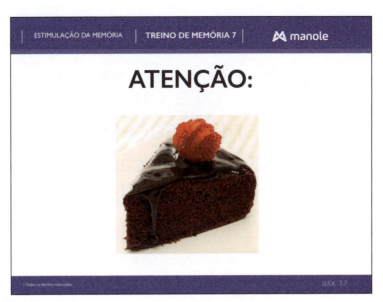

Slide 7.7

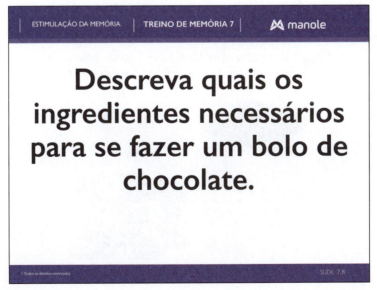

Slide 7.8

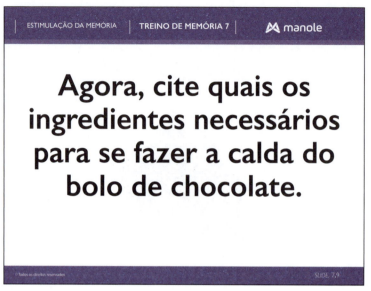

Slide 7.9

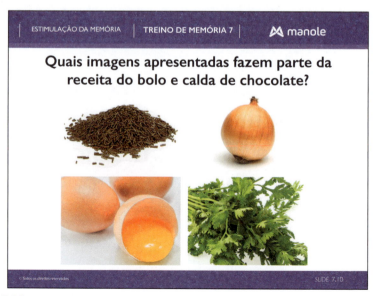

Slide 7.10

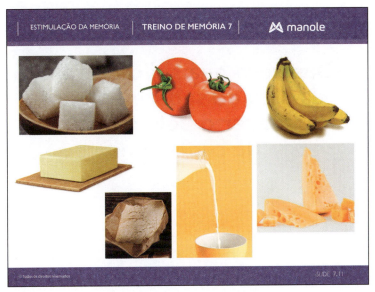

Slide 7.11

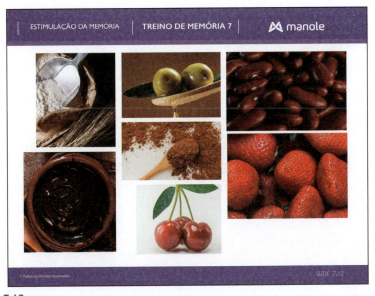

Slide 7.12

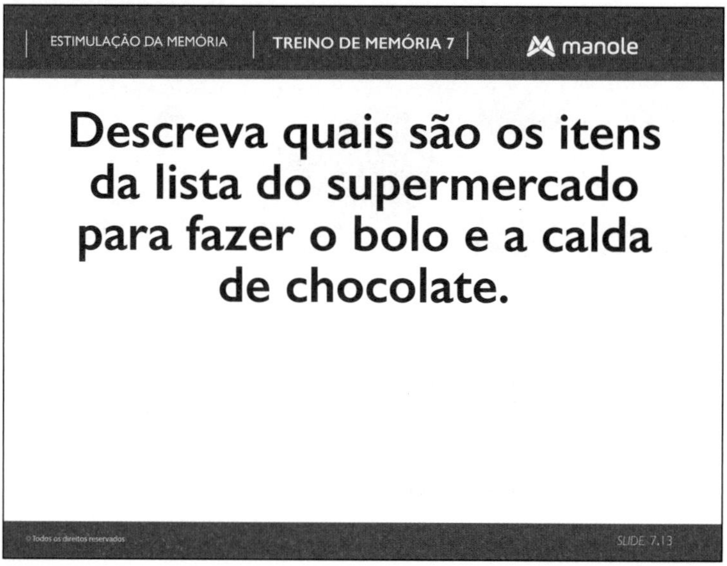
ESTIMULAÇÃO DA MEMÓRIA
TREINO DE MEMÓRIA 7
manole
Descreva quais são os itens da lista do supermercado para fazer o bolo e a calda de chocolate.
© Todos os direitos reservados
SLIDE 7.13

Slide 7.13

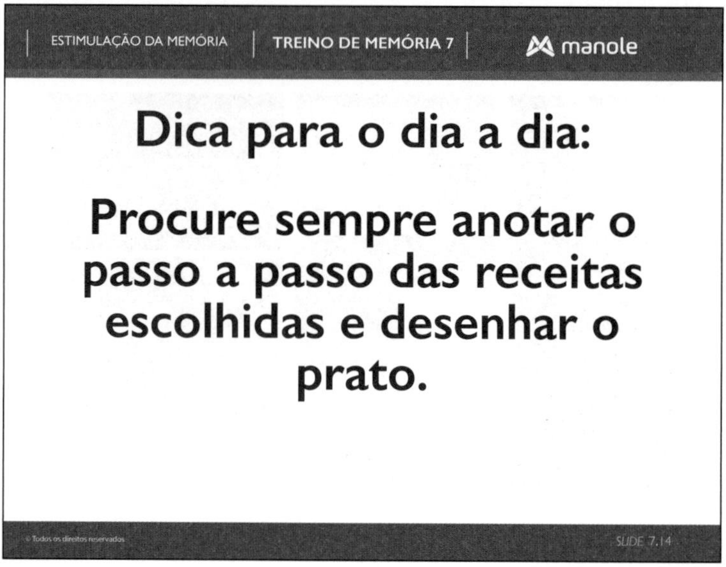
ESTIMULAÇÃO DA MEMÓRIA
TREINO DE MEMÓRIA 7
manole
Dica para o dia a dia:
Procure sempre anotar o passo a passo das receitas escolhidas e desenhar o prato.
© Todos os direitos reservados
SLIDE 7.14

Slide 7.14

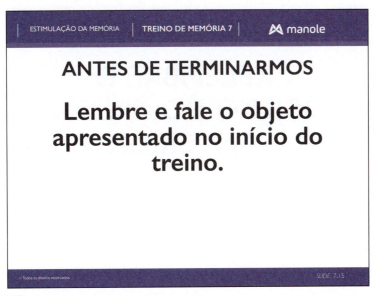
Slide 7.15

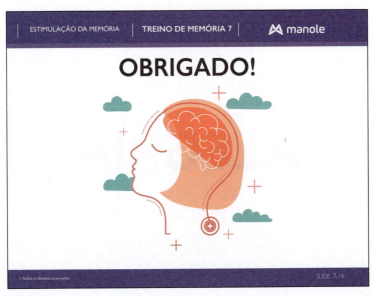
Slide 7.16

150 ESTIMULAÇÃO DA MEMÓRIA

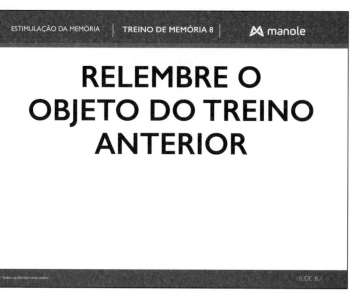

Slide 8.1

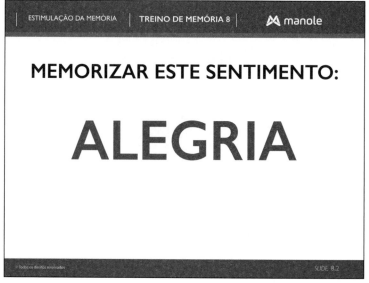

Slide 8.2

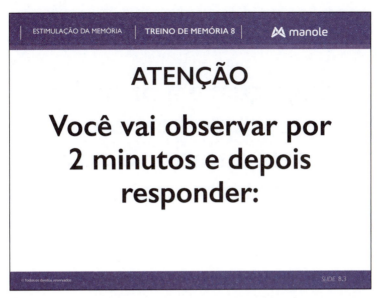

Slide 8.3

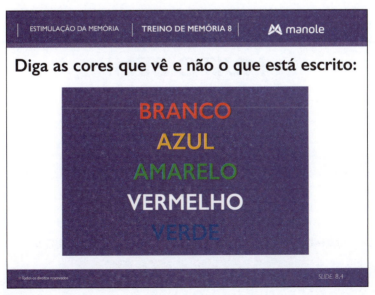

Slide 8.4

152 ESTIMULAÇÃO DA MEMÓRIA

Diga qual é a primeira cor que aparece na tela anterior e qual a palavra escrita

Slide 8.5

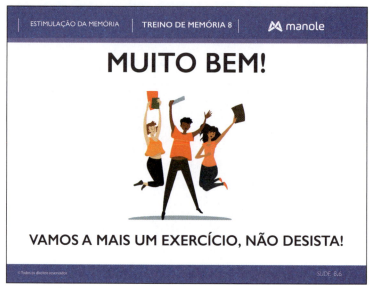

MUITO BEM!

VAMOS A MAIS UM EXERCÍCIO, NÃO DESISTA!

Slide 8.6

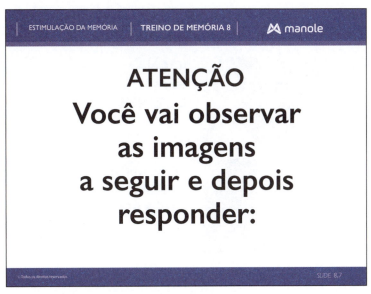

Slide 8.7

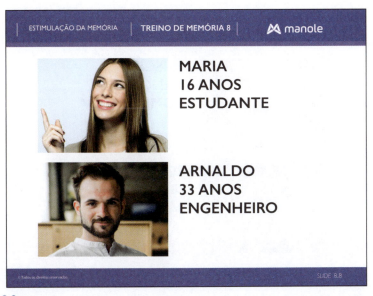

Slide 8.8

154 ESTIMULAÇÃO DA MEMÓRIA

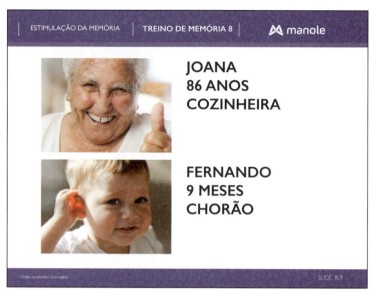

Slide 8.9

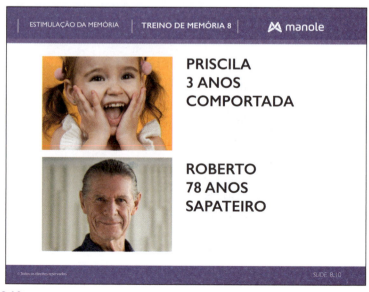

Slide 8.10

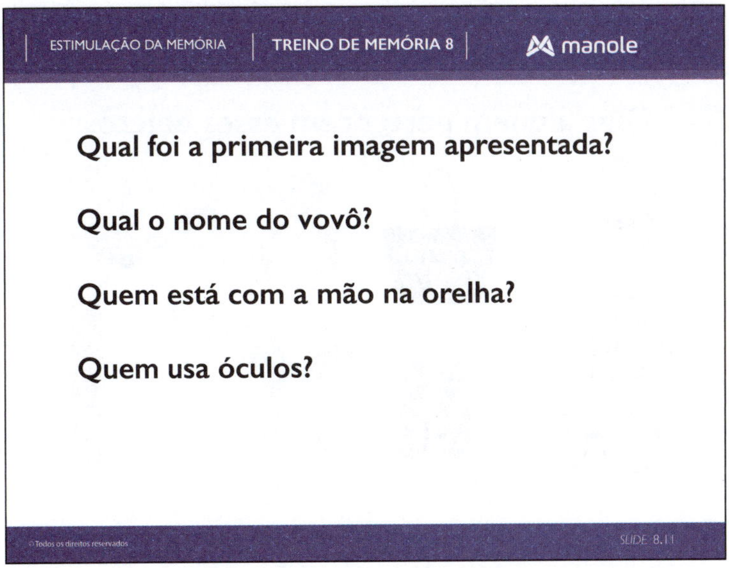

| ESTIMULAÇÃO DA MEMÓRIA | TREINO DE MEMÓRIA 8 | manole |

Qual foi a primeira imagem apresentada?

Qual o nome do vovô?

Quem está com a mão na orelha?

Quem usa óculos?

Slide 8.11

| ESTIMULAÇÃO DA MEMÓRIA | TREINO DE MEMÓRIA 8 | manole |

Roberto	cozinheira	86 anos
Maria	estudante	9 meses
Priscila	chorão	33 anos
Fernando	comportada	16 anos
Arnaldo	sapateiro	78 anos
Joana	engenheiro	3 anos

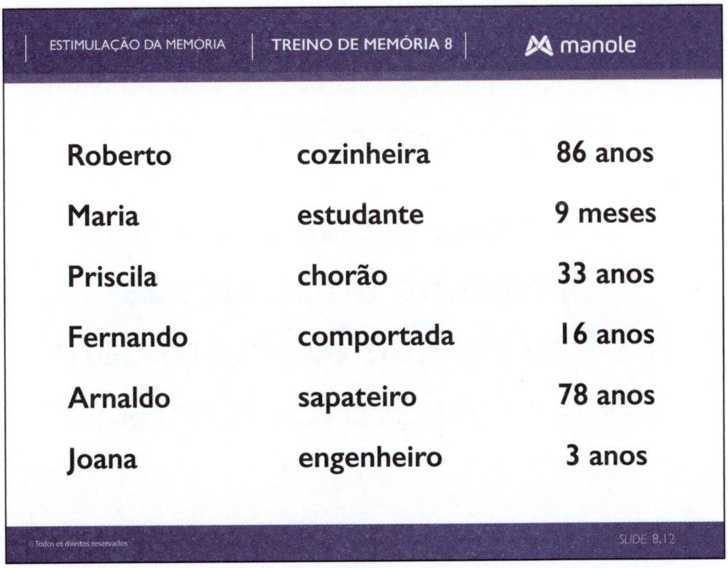

Slide 8.12

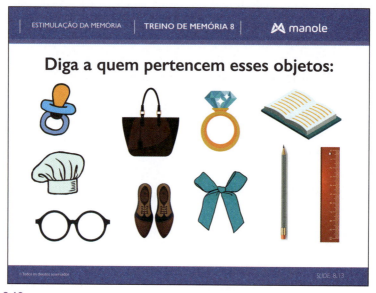

Slide 8.13

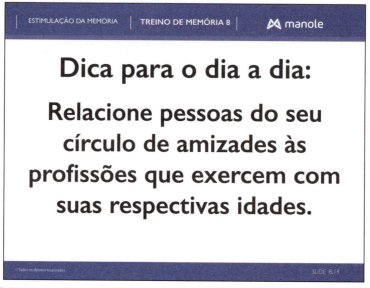

Slide 8.14

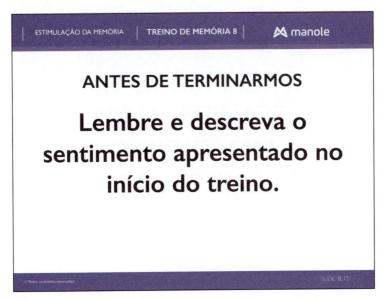

Slide 8.15

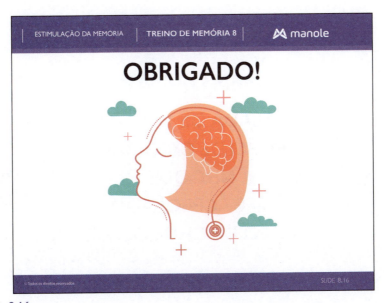

Slide 8.16

158 ESTIMULAÇÃO DA MEMÓRIA

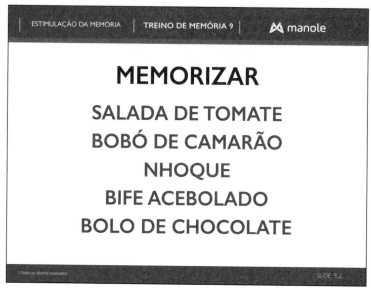

Slide 9.1

Slide 9.2

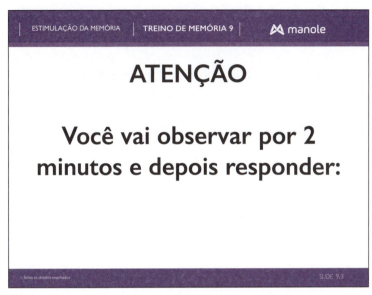

Slide 9.3

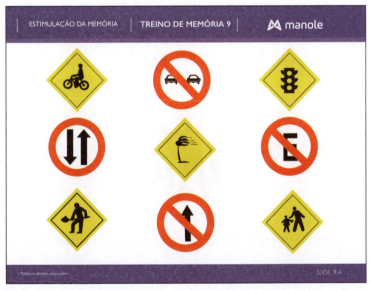

Slide 9.4

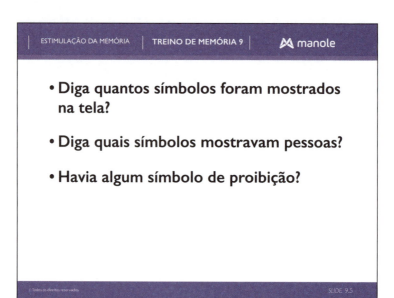

Slide 9.5

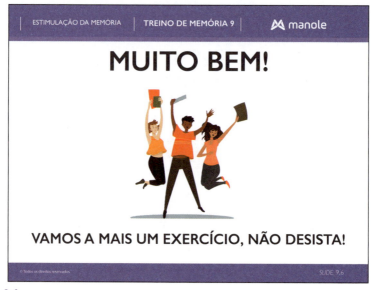

Slide 9.6

ATENÇÃO – PARTE I

Você vai observar por 2 minutos a quantidade, as roupas e o gênero das pessoas que vão ser apresentadas e depois responder:

Slide 9.7

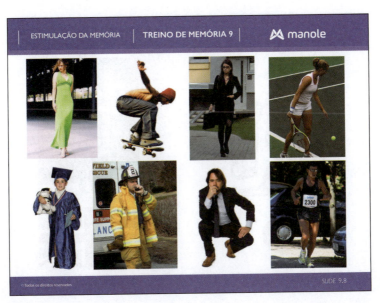

Slide 9.8

162 ESTIMULAÇÃO DA MEMÓRIA

| ESTIMULAÇÃO DA MEMÓRIA | TREINO DE MEMÓRIA 9 | manole

ATENÇÃO – PARTE 2

A seguir, identifique as roupas e os países onde as encontramos:

SLIDE 9.9

Slide 9.9

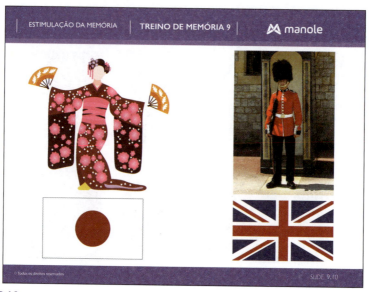

Slide 9.10

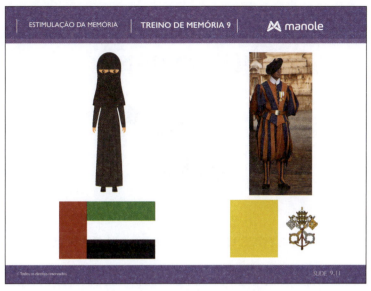

Slide 9.11

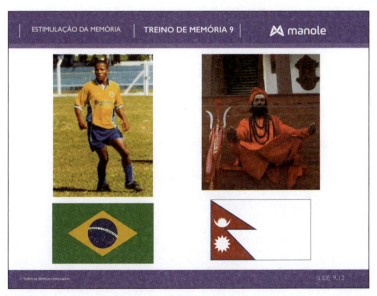

Slide 9.12

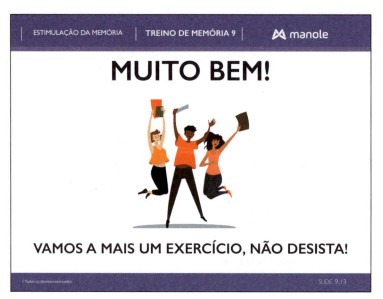

Slide 9.13

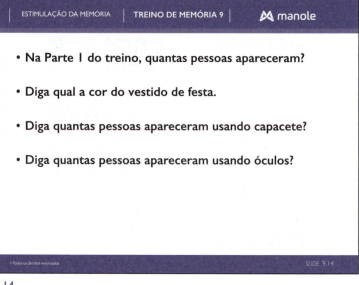

Slide 9.14

| ESTIMULAÇÃO DA MEMÓRIA | TREINO DE MEMÓRIA 9 | manole

- Qual o número que aparece no capacete do bombeiro?
- Diga se a saia da executiva era curta ou comprida.
- Diga qual a expressão no rosto do rapaz que está vestindo terno.
- Diga qual a cor da saia do uniforme da jogadora de tênis.

SLIDE 9.15

Slide 9.15

| ESTIMULAÇÃO DA MEMÓRIA | TREINO DE MEMÓRIA 9 | manole

- Diga qual é o número que aparece colado na camiseta do maratonista
- Diga o que a criança está segurando
- Diga quantas pessoas apareceram cobrindo a cabeça
- Diga qual é a cor do gorro do skatista?

SLIDE 9.16

Slide 9.16

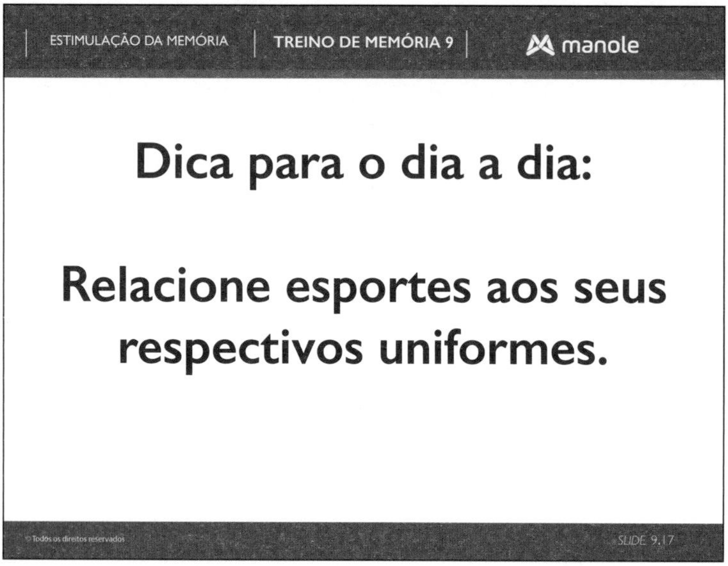
ESTIMULAÇÃO DA MEMÓRIA
TREINO DE MEMÓRIA 9
manole
Dica para o dia a dia:
Relacione esportes aos seus respectivos uniformes.
©Todos os direitos reservados
SLIDE 9.17

Slide 9.17

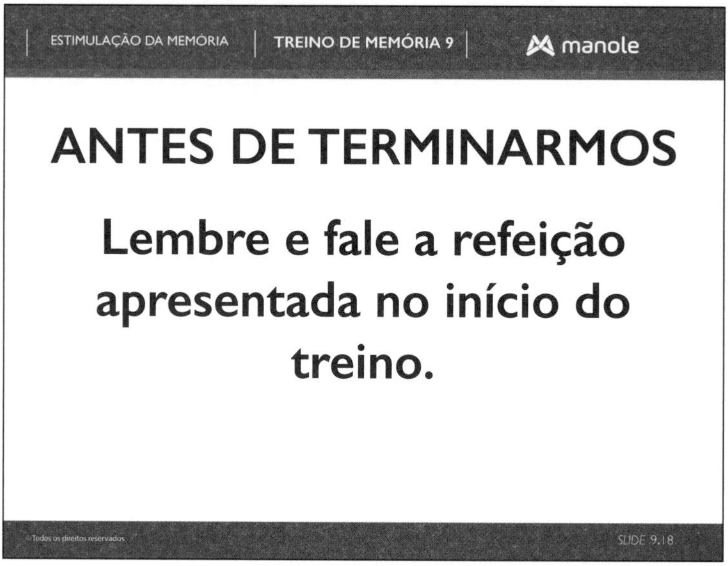
ESTIMULAÇÃO DA MEMÓRIA
TREINO DE MEMÓRIA 9
manole
ANTES DE TERMINARMOS
Lembre e fale a refeição apresentada no início do treino.
©Todos os direitos reservados
SLIDE 9.18

Slide 9.18

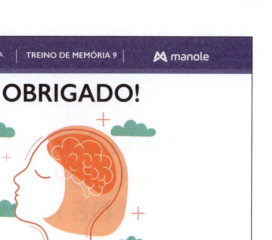

Slide 9.19

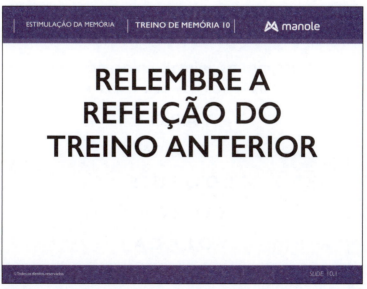

Slide 10.1

168 ESTIMULAÇÃO DA MEMÓRIA

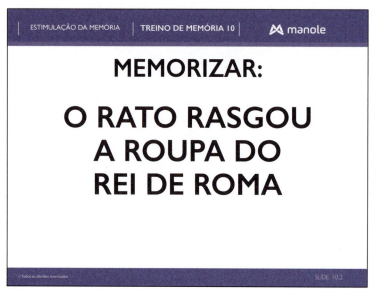

Slide 10.2

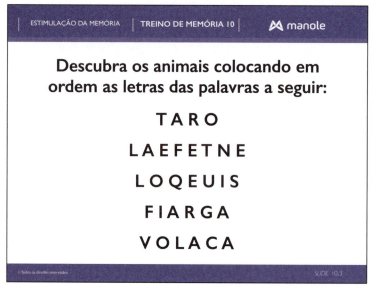

Slide 10.3

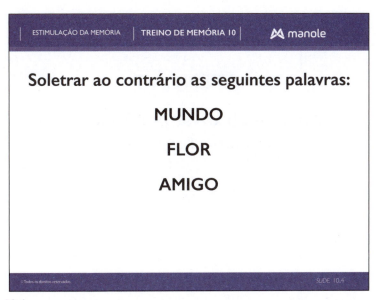

Slide 10.4

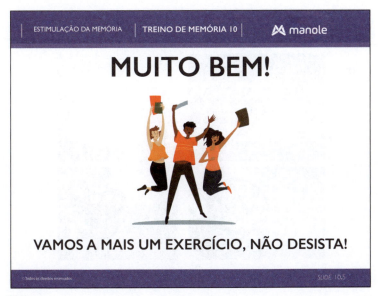

Slide 10.5

170 ESTIMULAÇÃO DA MEMÓRIA

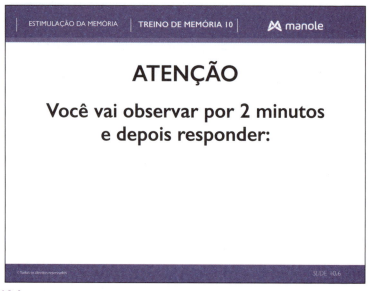

Slide 10.6

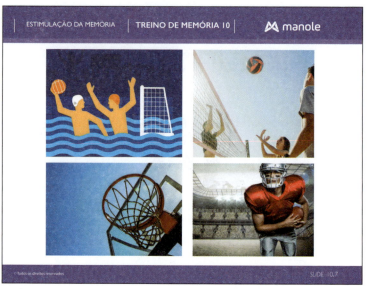

Slide 10.7

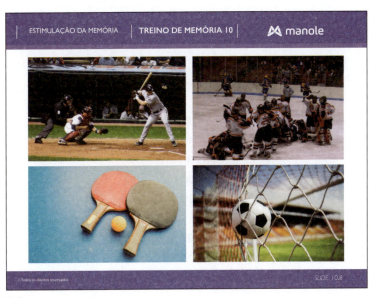

Slide 10.8

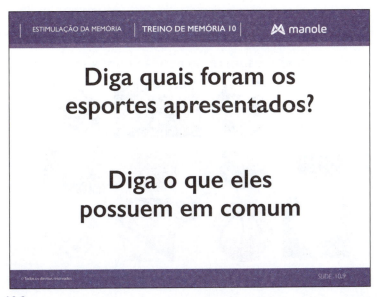

Slide 10.9

172　ESTIMULAÇÃO DA MEMÓRIA

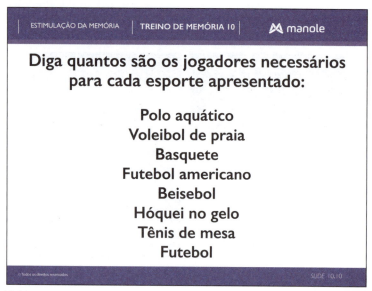

Slide 10.10

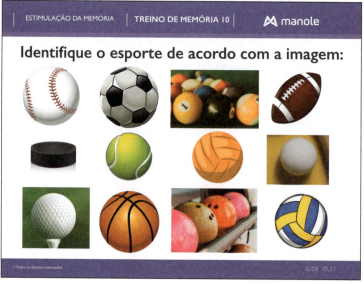

Slide 10.11

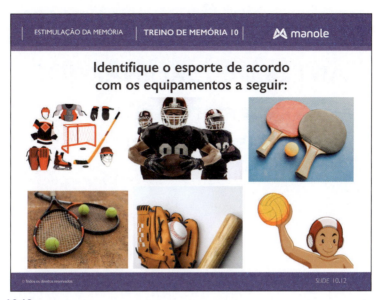

Slide 10.12

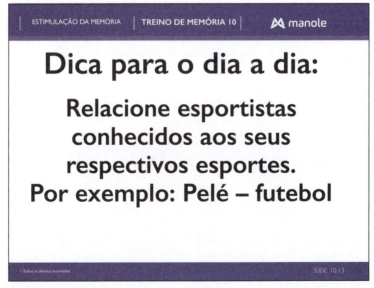

Slide 10.13

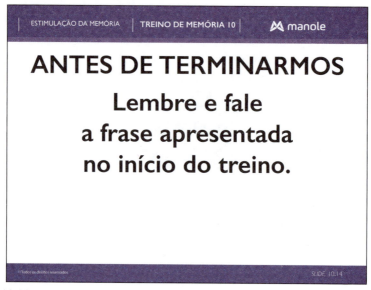

Slide 10.14

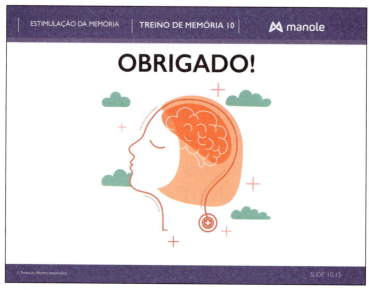

Slide 10.15

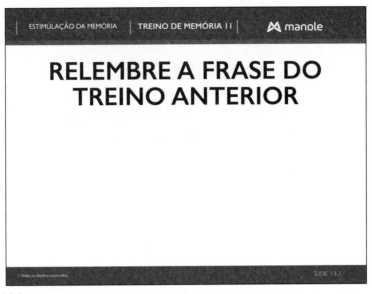

Slide 11.1

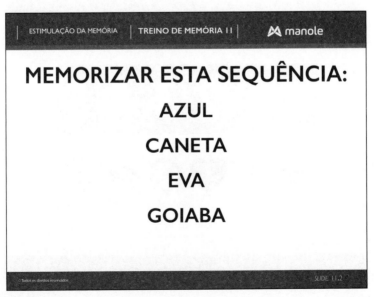

Slide 11.2

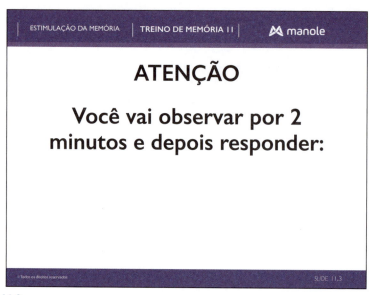

Slide 11.3

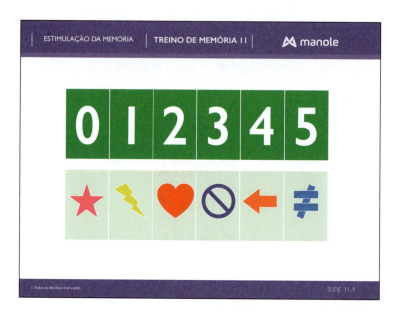

Slide 11.4

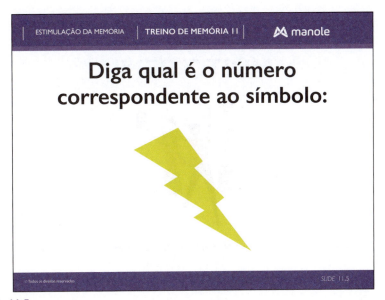

Slide 11.5

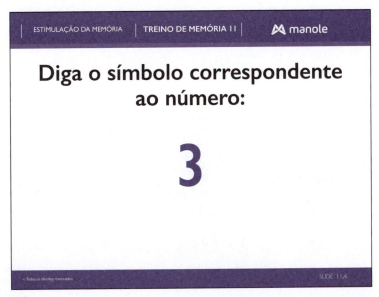

Slide 11.6

178 ESTIMULAÇÃO DA MEMÓRIA

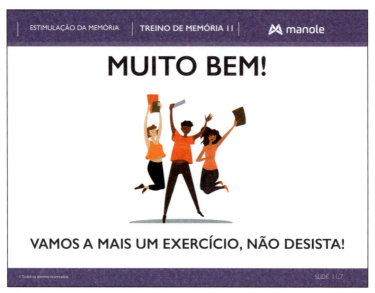

Slide 11.7

Bater palma ao ouvir a palavra GATO:

GOTA	RATO	VACA
PATO	CAO	RATO
BOTA	GATO	GATO
GATO	GAMO	PATO
RATO	PATO	CÃO
CÃO	GOTA	BOTA
GAMO	BOTA	RATO
GATO	CÃO	GOTA
BOTA	GOTA	BOTA
GOTA	GAMO	GATO
RATO	CÃO	PATO
GAMO	PATO	GATO

Slide 11.8

Bater palma ao ouvir o nome de um animal, mas não a palavra GATO:

GOTA	RATO	VACA
PATO	CAO	RATO
BOTA	GATO	GATO
GATO	GAMO	PATO
RATO	PATO	CÃO
CÃO	GOTA	BOTA
GAMO	BOTA	RATO
GATO	CÃO	GOTA
BOTA	GOTA	BOTA
GOTA	GAMO	GATO
RATO	CÃO	PATO
GAMO	PATO	GATO

Slide 11.9

MUITO BEM!

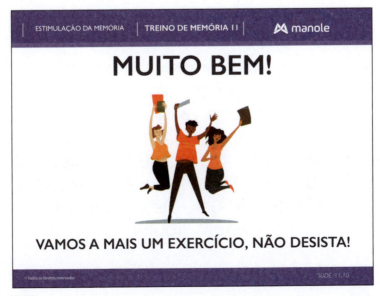

VAMOS A MAIS UM EXERCÍCIO, NÃO DESISTA!

Slide 11.10

180 ESTIMULAÇÃO DA MEMÓRIA

> ESTIMULAÇÃO DA MEMÓRIA | TREINO DE MEMÓRIA 11 | manole
>
> Ler rápido as palavras e quando encontrar a palavra ROUPA, você não pode ler, deverá dizer o nome de uma peça de roupa, sem repetir a mesma até o final do exercício:

Slide 11.11

> ESTIMULAÇÃO DA MEMÓRIA | TREINO DE MEMÓRIA 11 | manole
>
> ROUPA – UVA – ROUPA – AMARELO – VERMELHO – CAQUI – ROUPA – ROSA – ROUPA – BRANCO – BANANA – ABACAXI – ROUPA – ROXO – MELANCIA – ROUPA – AZUL – LIMÃO – VERDE – AMORA – PRETO – CINZA – ROUPA – LILÁS – ROUPA – MELÃO – MARROM – ROUPA – PÊRA – MARROM – MAÇÃ – ROUPA

Slide 11.12

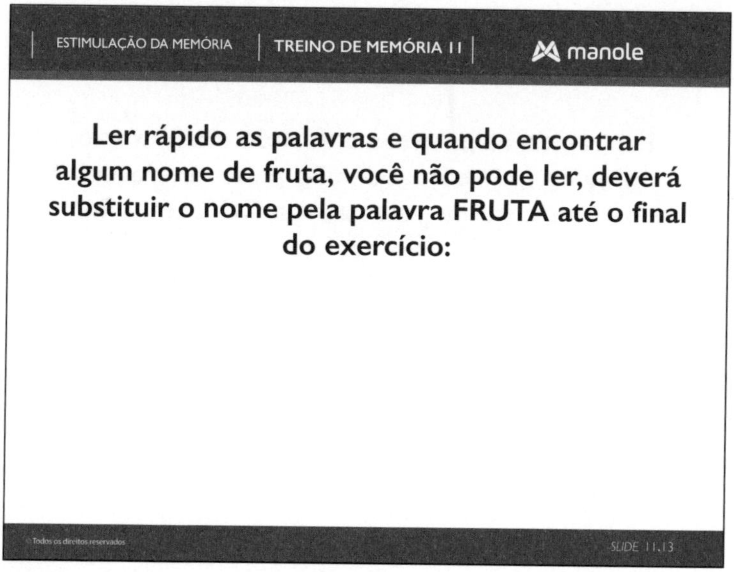

Slide 11.13

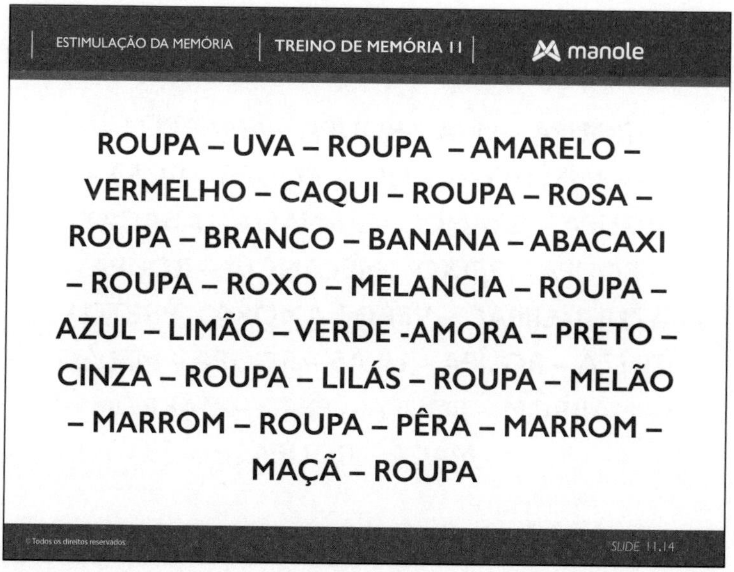

Ler rápido as palavras e quando encontrar algum nome de fruta, você não pode ler, deverá substituir o nome pela palavra FRUTA até o final do exercício:

Slide 11.14

ROUPA – UVA – ROUPA – AMARELO – VERMELHO – CAQUI – ROUPA – ROSA – ROUPA – BRANCO – BANANA – ABACAXI – ROUPA – ROXO – MELANCIA – ROUPA – AZUL – LIMÃO – VERDE – AMORA – PRETO – CINZA – ROUPA – LILÁS – ROUPA – MELÃO – MARROM – ROUPA – PÊRA – MARROM – MAÇÃ – ROUPA

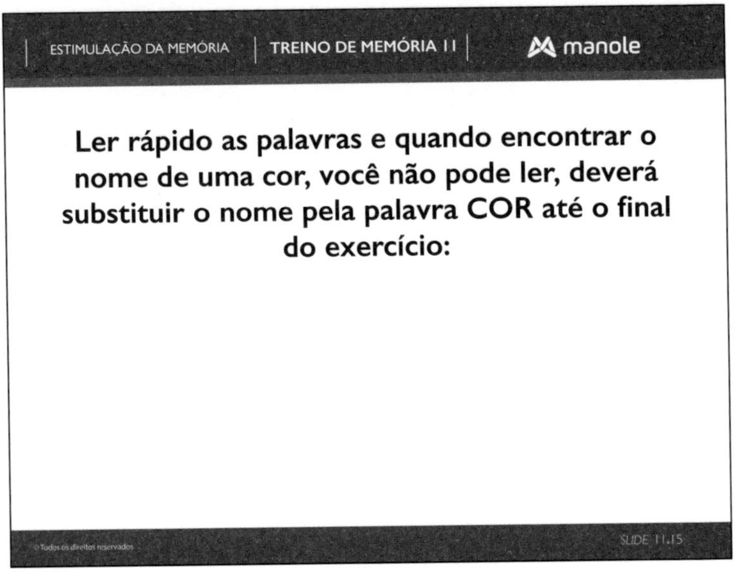

182 ESTIMULAÇÃO DA MEMÓRIA

> Ler rápido as palavras e quando encontrar o nome de uma cor, você não pode ler, deverá substituir o nome pela palavra COR até o final do exercício:

Slide 11.15

ROUPA – UVA – ROUPA – AMARELO – VERMELHO – CAQUI – ROUPA – ROSA – ROUPA – BRANCO – BANANA – ABACAXI – ROUPA – ROXO – MELANCIA – ROUPA – AZUL – LIMÃO – VERDE – AMORA – PRETO – CINZA – ROUPA – LILÁS – ROUPA – MELÃO – MARROM – ROUPA – PÊRA – MARROM – MAÇÃ – ROUPA

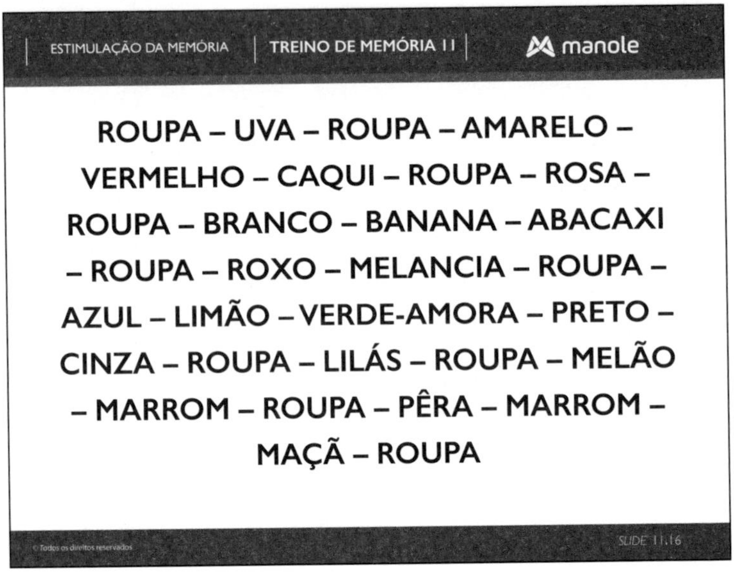

Slide 11.16

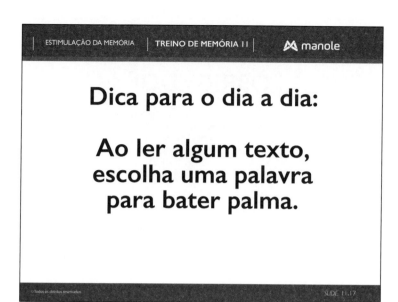

Slide 11.17

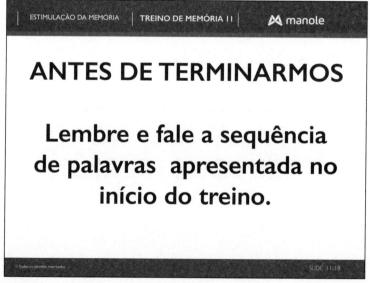

Slide 11.18

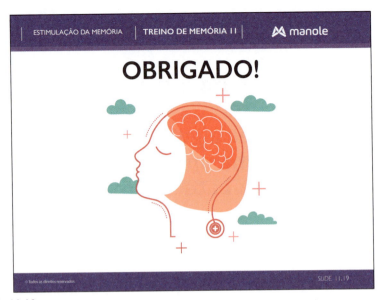

Slide 11.19

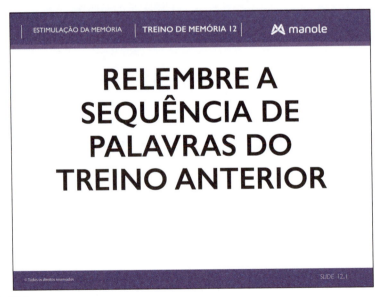

Slide 12.1

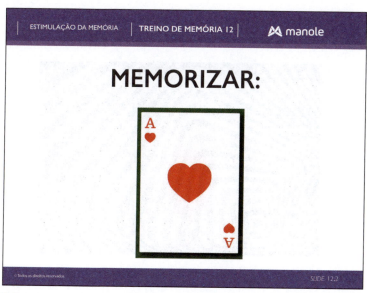

Slide 12.2

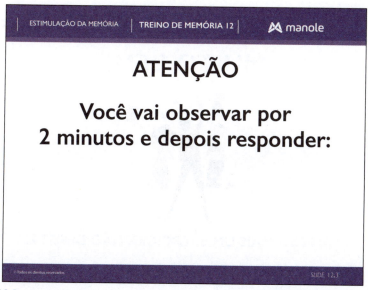

Slide 12.3

186 ESTIMULAÇÃO DA MEMÓRIA

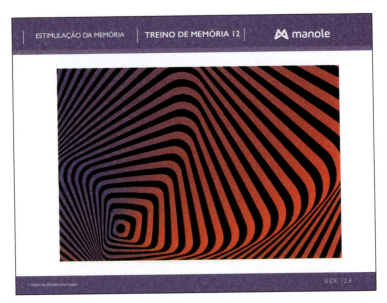

Slide 12.4

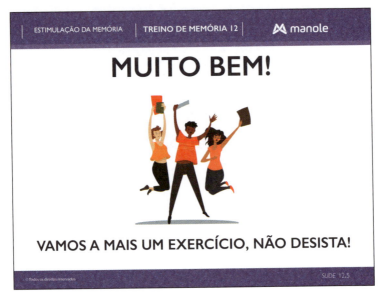

Slide 12.5

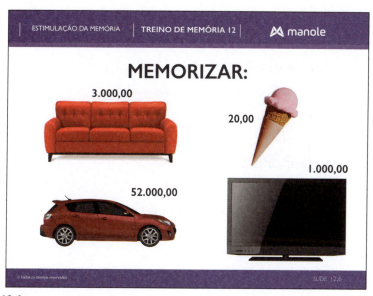

Slide 12.6

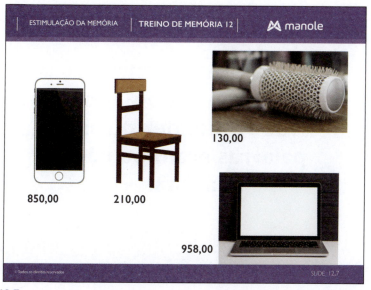

Slide 12.7

188 ESTIMULAÇÃO DA MEMÓRIA

- Diga qual o item de maior valor?
- Diga qual o item de menor valor?
- Diga qual o cor do sofá?
- Diga qual foi o último item?
- Diga quantos itens apareceram?
- Diga qual a cor do carro?
- Diga quais são os sabores do sorvete?
- Diga qual a marca da TV?

Slide 12.8

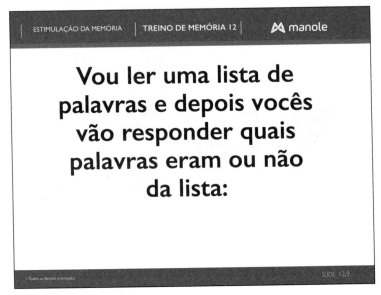

Vou ler uma lista de palavras e depois vocês vão responder quais palavras eram ou não da lista:

Slide 12.9

ESTIMULAÇÃO DA MEMÓRIA | TREINO DE MEMÓRIA 12 | manole

ESFERA	JANELA	POMADA
POSTE	ESTRADA	MAR
BICICLETA	OFICINA	MÚSICA
MONTANHA	PIRULITO	CAQUI
URSO	SAPO	LIXO
CASA	ARROZ	PEIXE
DIREÇÃO	JARRA	SALADA
AZEITE	SAPATO	PRIMAVERA
CADERNO	LUZ	RUBI

SLIDE 12.10

Slide 12.10

ESTIMULAÇÃO DA MEMÓRIA | TREINO DE MEMÓRIA 12 | manole

Agora vou ler outra lista de palavras e vocês vão me dizer quais destas palavras foram lidas anteriormente:

SLIDE 12.11

Slide 12.11

190 ESTIMULAÇÃO DA MEMÓRIA

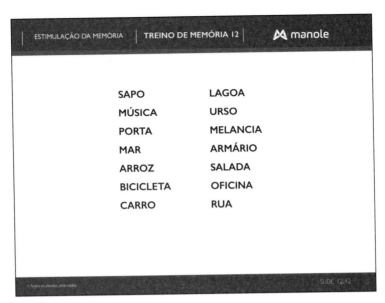

Slide 12.12

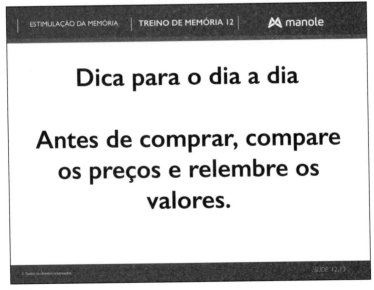

Slide 12.13

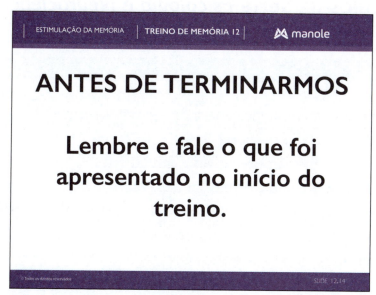

Slide 12.14

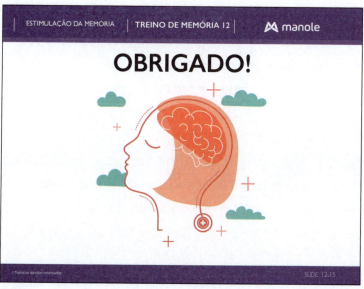

Slide 12.15

Títulos da Série *Psicologia e Neurociências*

INTERVENÇÃO DE CRIANÇAS E ADOLESCENTES

- Estimulação da atenção de crianças e adolescentes
- Estimulação da memória
- Treino de funções executivas e aprendizado
- Estimulação do raciocínio abstrato
- Reabilitação cognitiva funcional de crianças e adolescentes
- Treino de matemática para crianças e adolescentes com transtorno do espectro autista
- Treino de habilidades matemáticas para crianças e adolescentes
- Intervenções em sala de aula: estratégias e manejo

INTERVENÇÃO DE ADULTOS E IDOSOS

- Intervenção neuropsicológica pós-Covid-19
- Treino cognitivo de planejamento
- Relaxamento psicomotor e consciência corporal
- Estimulação das habilidades pragmáticas
- Estimulação cognitiva de idosos
- Treino ocupacional para adultos com deficiência intelectual
- Treino funcional para ocupações e organização da rotina
- Treino cognitivo com o uso do xadrez
- Estimulação da capacidade de tomada de decisões
- Treino em reconhecimento de emoções
- Treino cognitivo para transtornos mentais graves
- Reconecta: atendimento de pacientes sem comunicação verbal